Part2　美容編　109

漫画・装画　村田順子

プロローグ

初めまして。この本を手に取っていただき、ありがとうございます。

歯科診療だけでなく美容的施術も行っている当院では、リフトアップなどの美容目的で来られた患者様でも、初診時には必ずレントゲン写真を撮らせていただいています。中には「レントゲンは必要ないでしょう?」とおっしゃる方もいらっしゃいます。

「本当にきれいになっていただくためには、レントゲンを確認することは欠かせないものなのです。」とご説明します。

この本では、お口の中の状態と「本当の美しさ」との関係について、じっくりお話しさせていただきました。

ぜひお口の中のトゥースバランスが必要だということに気づいていただきたいと思います。

生き生きとした表情をとりもどすには、お口の中に原因があるかもしれません。

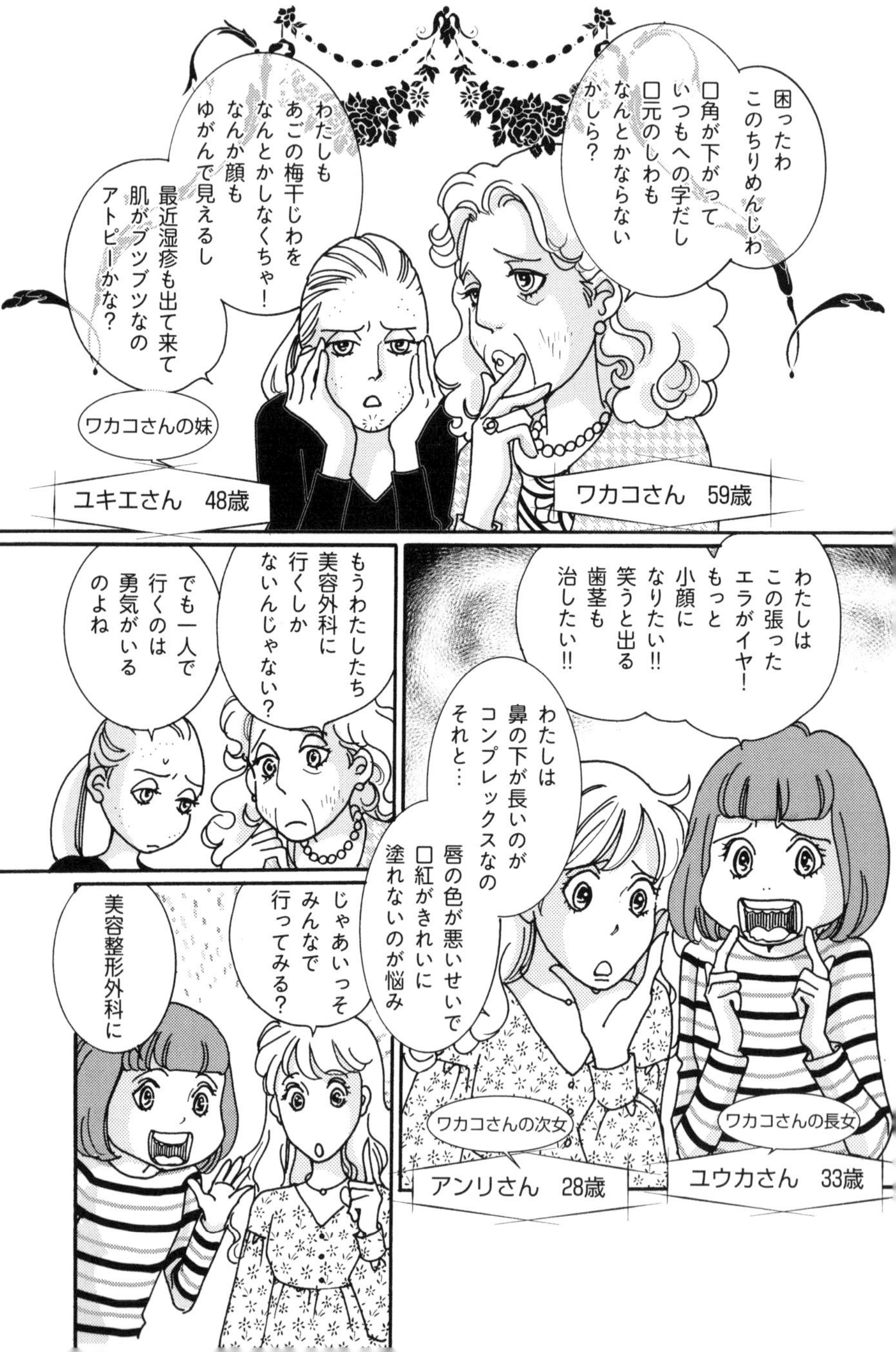

困ったわ このちりめんじわ 口角が下がって いつもへの字だし 口元のしわも なんとかならない かしら？
わたしも あごの梅干じわを なんとかしなくちゃ！ なんか顔も ゆがんで見えるし 最近湿疹も出て来て 肌がブツブツなの アトピーかな？
ワカコさん　59歳
ワカコさんの妹
ユキエさん　48歳
わたしは この張った エラがイヤ！ もっと 小顔に なりたい!! 笑うと出る 歯茎も 治したい!!
わたしは 鼻の下が長いのが コンプレックスなの それと…
唇の色が悪いせいで 口紅がきれいに 塗れないのが悩み
ワカコさんの長女
ユウカさん　33歳
ワカコさんの次女
アンリさん　28歳
もうわたしたち 美容外科に 行くしか ないんじゃない？
でも一人で 行くのは 勇気がいる のよね
じゃあいっそ みんなで 行ってみる？
美容整形外科に

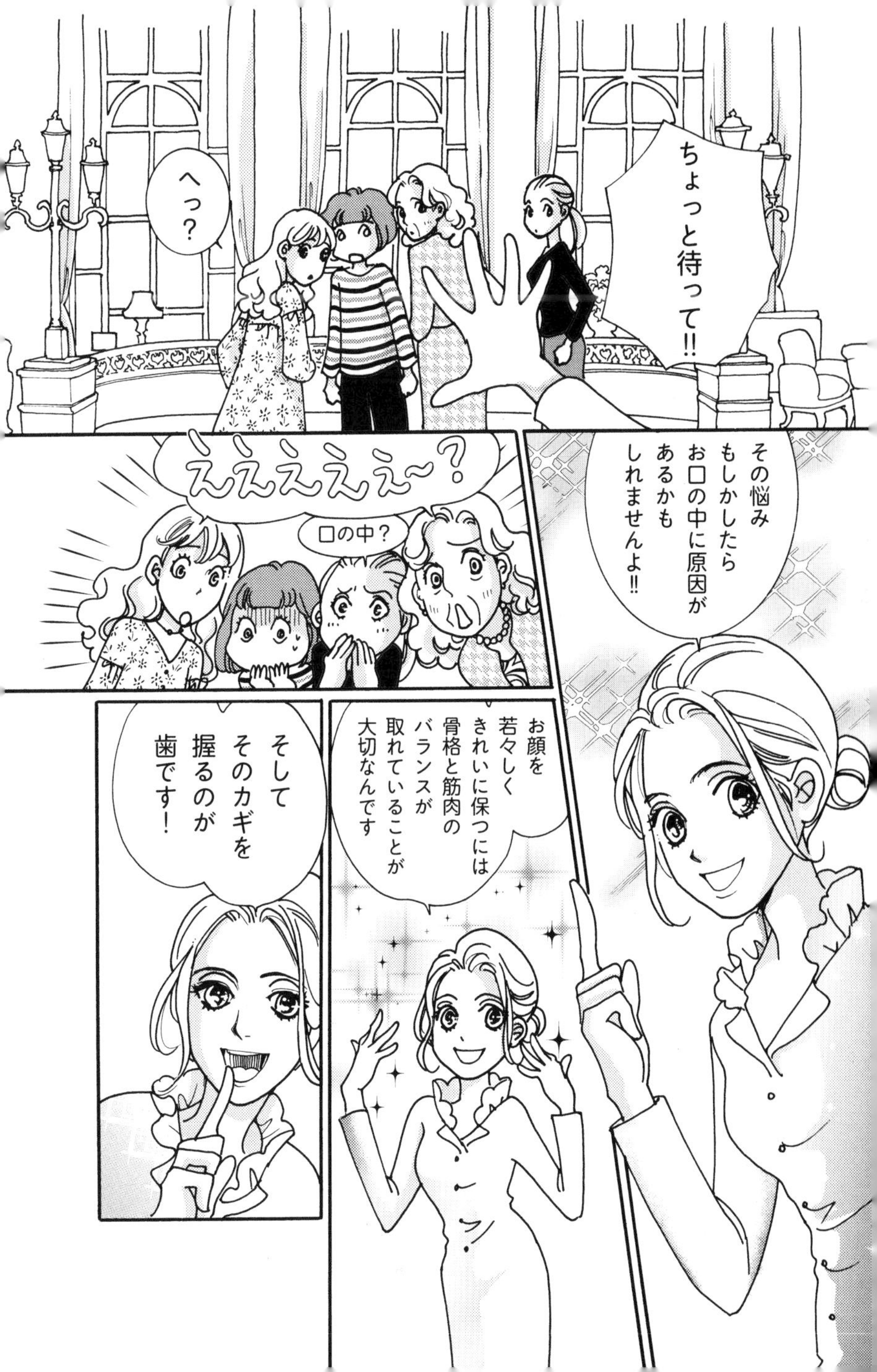
ちょっと待って!!

へっ?

その悩み もしかしたら お口の中に原因が あるかも しれませんよ!!

えええええ〜?

口の中?

お顔を 若々しく きれいに保つには 骨格と筋肉の バランスが 取れていることが 大切なんです
そして そのカギを 握るのが 歯です!

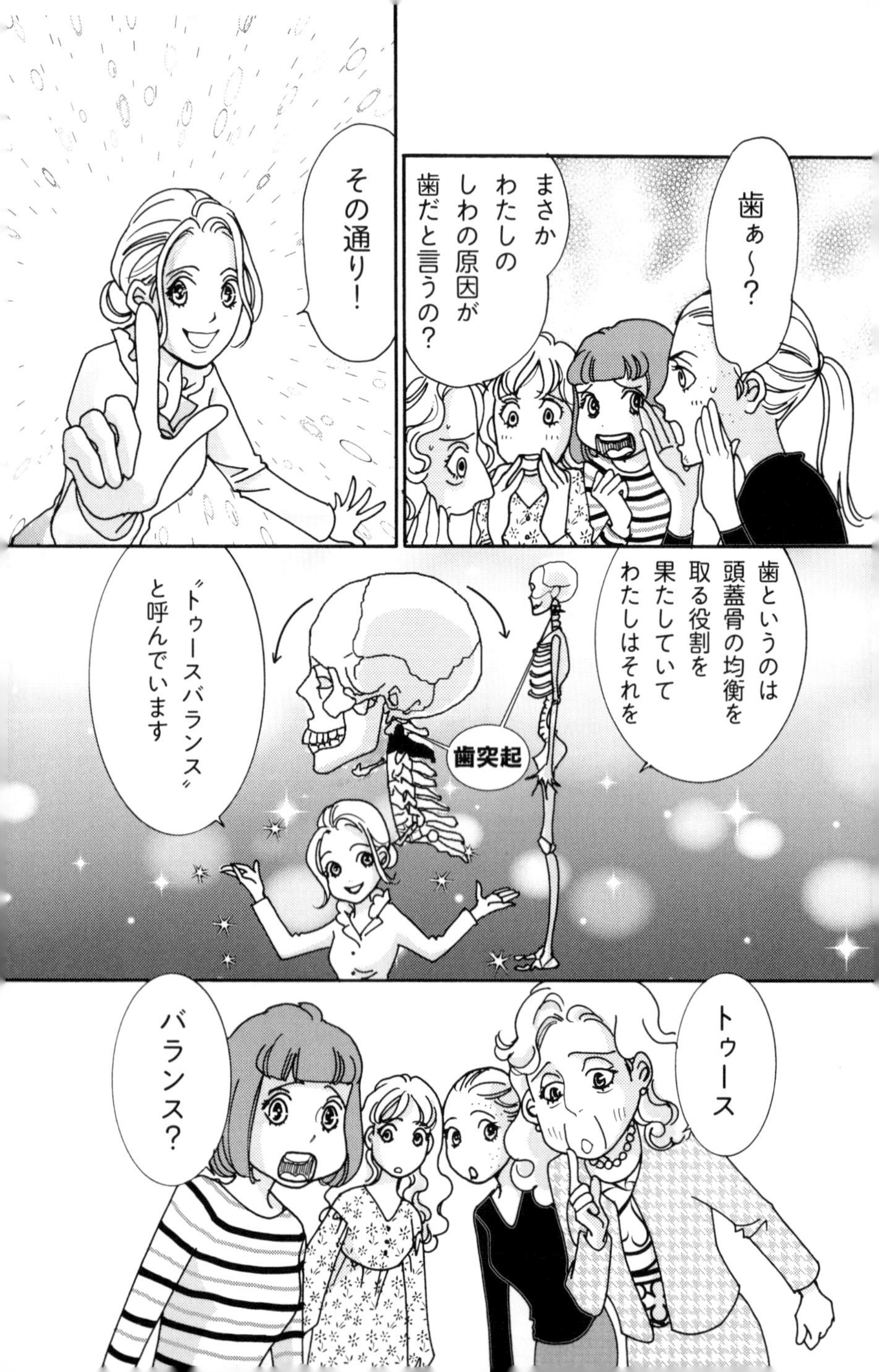
歯ぁ〜？
まさか わたしの しわの原因が 歯だと言うの？
その通り！
歯というのは頭蓋骨の均衡を取る役割を果たしていてわたしはそれを
歯突起
〝トゥースバランス〟と呼んでいます
トゥース
バランス？

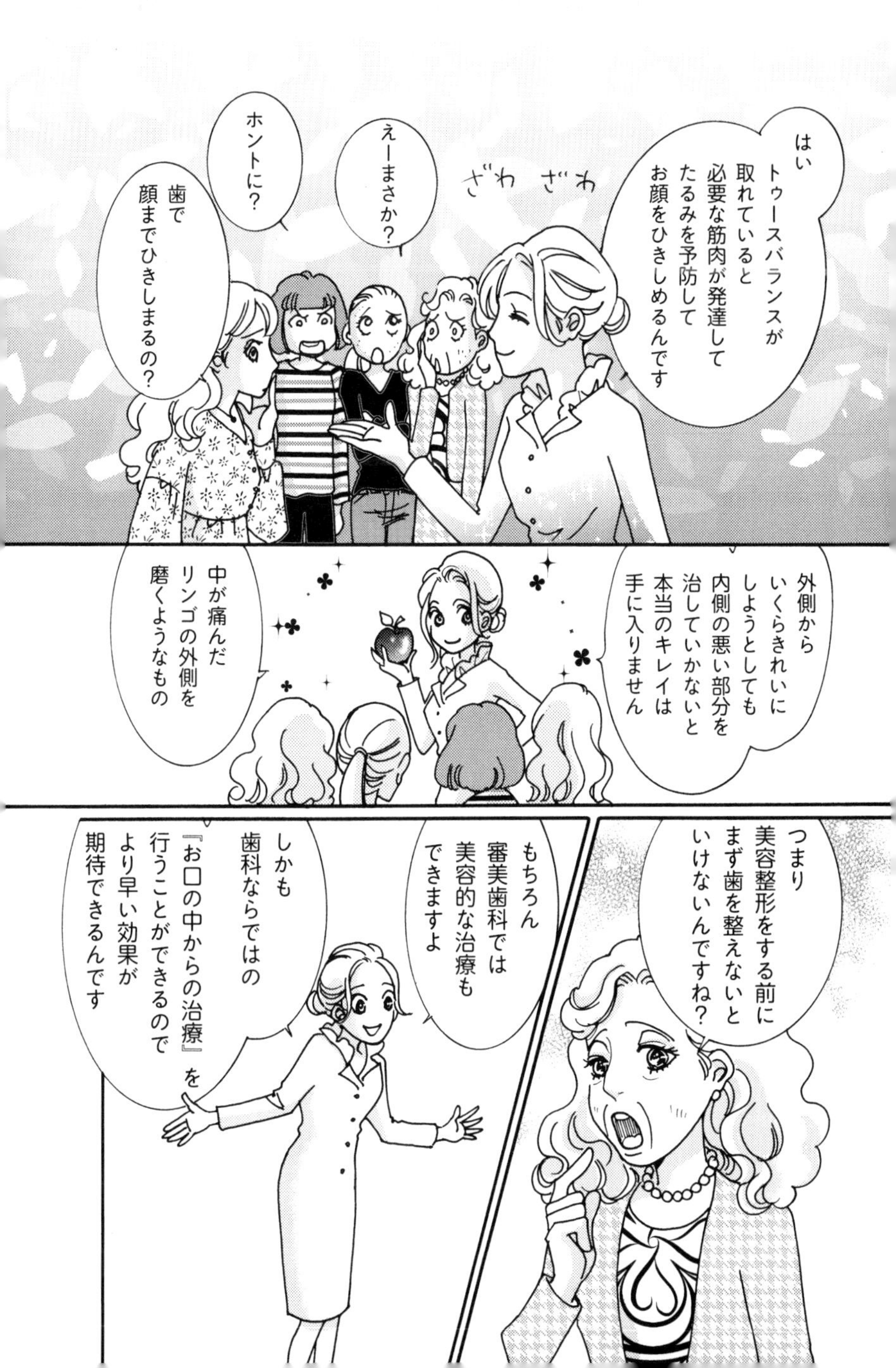
はい トゥースバランスが取れていると必要な筋肉が発達してたるみを予防してお顔をひきしめるんです
ざわ ざわ
えーまさか？
ホントに？
歯で顔までひきしまるの？
外側からいくらきれいにしようとしても内側の悪い部分を治していかないと本当のキレイは手に入りません
中が痛んだリンゴの外側を磨くようなもの
つまり美容整形をする前にまず歯を整えないといけないんですね？
もちろん審美歯科では美容的な治療もできますよ
しかも歯科ならではの『お口の中からの治療』を行うことができるのでより早い効果が期待できるんです

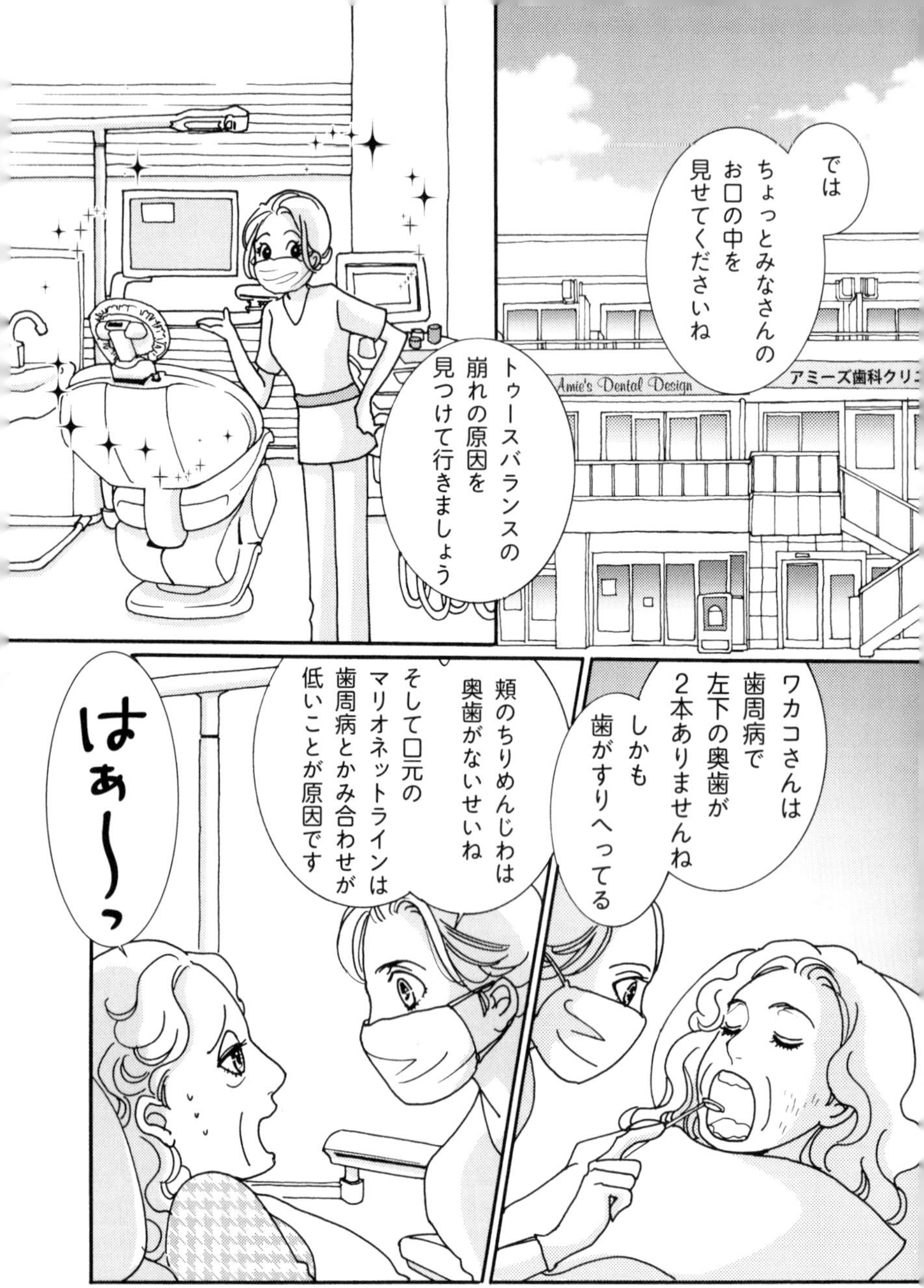
では ちょっとみなさんの お口の中を 見せてくださいね
Amie's Dental Design
アミーズ歯科クリニ
トゥースバランスの 崩れの原因を 見つけて行きましょう
ワカコさんは 歯周病で 左下の奥歯が 2本ありませんね
しかも 歯がすりへってる
頬のちりめんじわは 奥歯がないせいね
そして口元の マリオネットラインは 歯周病とかみ合わせが 低いことが原因です
はぁ〜っ

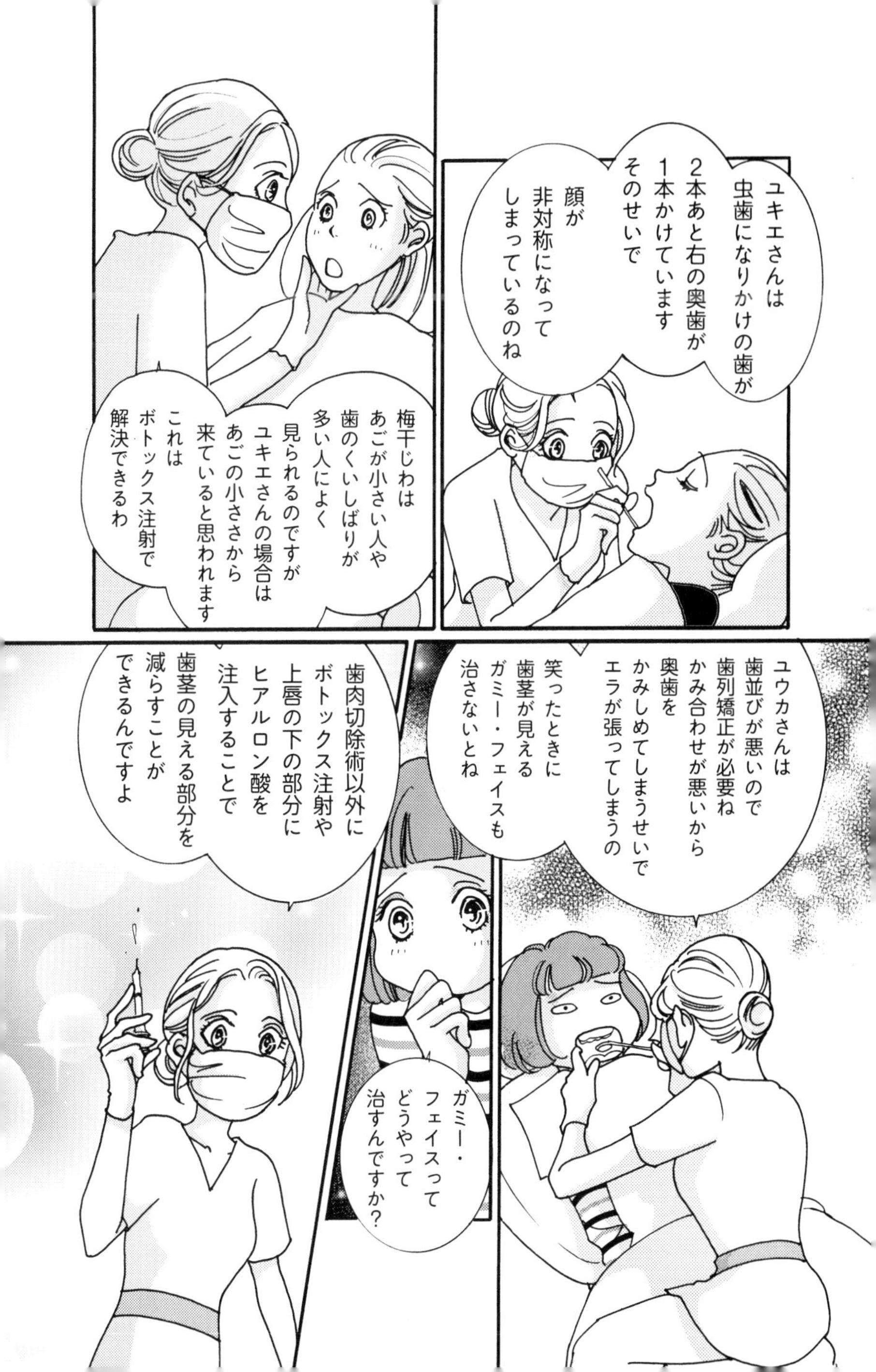
ユキエさんは虫歯になりかけの歯が2本あと右の奥歯が1本かけていますそのせいで顔が非対称になってしまっているのね
梅干じわはあごが小さい人や歯のくいしばりが多い人によく見られるのですがユキエさんの場合はあごの小ささから来ていると思われます
これはボトックス注射で解決できるわ
ユウカさんは歯並びが悪いので歯列矯正が必要ねかみ合わせが悪いから奥歯をかみしめてしまうせいでエラが張ってしまうの
笑ったときに歯茎が見えるガミー・フェイスも治さないとね
ガミー・フェイスってどうやって治すんですか?
歯肉切除術以外にボトックス注射や上唇の下の部分にヒアルロン酸を注入することで歯茎の見える部分を減らすことができるんですよ

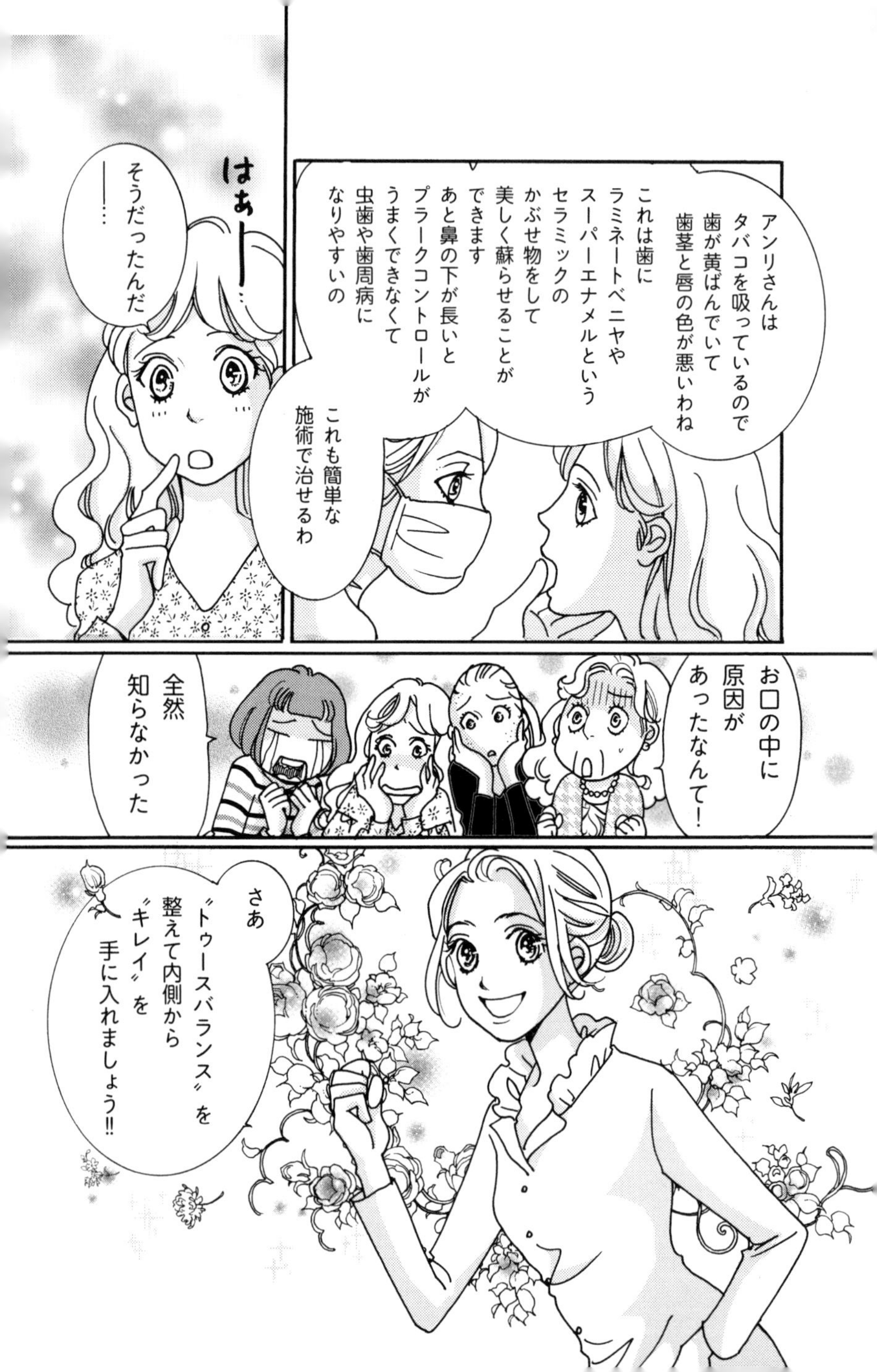
アンリさんはタバコを吸っているので歯が黄ばんでいて歯茎と唇の色が悪いわね
これは歯にラミネートベニヤやスーパーエナメルというセラミックのかぶせ物をして美しく蘇らせることができます
あと鼻の下が長いとプラークコントロールがうまくできなくて虫歯や歯周病になりやすいの
これも簡単な施術で治せるわ
はぁー…
そうだったんだ——…
お口の中に原因があったなんて！
全然知らなかった
さあ
〝トゥースバランス〟を整えて内側から〝キレイ〟を手に入れましょう‼

●「しっかり噛める歯」が健康と美しさの基本

お顔や身体を健康に美しく保つために大切なのは、何だと思いますか？　いい化粧品を使うこと？　定期的にエステに通うこと？　それとも美容外科で手術を受けることでしょうか。「乾細胞」など、肌を細胞レベルから若返らせ、美肌を手に入れるための美容法や化粧品が再生医療の分野から生まれてきています。美容外科の分野でも、日進月歩新しい技術を使った新しい材料がめざましい勢いで開発されてきています。最近は、化粧品も乾細胞を使用したものからエステもグレードアップしたもの、美容外科手術もより自然な手術になってきています。

実は一番目に来るのは「全身のバランスを整えること」なのです。バランスの崩れが顔をたるませたり、しわの原因になったり、お肌をくすませたりする原因になります。

たとえば、猫背で前首の人はバランスが崩れた状態になっています。

それが長く続くと次第に骨格がゆがんでしまい、その影響で肩こりや腰痛などなんらかの不調を感じるようになります。

骨格のゆがみは、筋肉にも影響を及ぼします。

本来、筋肉はしなやかなものなのに、骨格がゆがんで本来の働きができなくなると、骨の上に載った筋肉が骨の代わりをしようとして固くなってしまいます。

固くなった筋肉の中では血流が滞りやすく、さらなる体のこりや痛みの原因となったり、その上に固い脂肪がついたりする原因になります。

逆に骨格のゆがみが矯正されると、その上に載っていた固い筋肉がしなやかになり、その上についた固い脂肪もなくなっていくので、どんどんスタイルがよくなることを手助けしてくれます。

そして、そんな筋肉を包む身体の一番外側の部分＝お肌も細胞が活性化されて美しくよみがえっていきます。


骨格を整えて身体をしなやかに保つことが、美しさにつながるということが、おわかりいただけたでしょうか。

「美容＝お肌のきめを整えること、顔の外側から施術すること」にはなりません。これは、あくまで対症療法でしかないのです。

お肌にヒアルロン酸を入れたり、お肌の中にスレッド（糸）を通してたるみを引き上げたり、あるいは整形手術をしたり……それらを単独で行っても、単なる身体の外側からの応急処置にしかならないのです。

根本の問題が解決されていないので、せっかくいろいろな施術を受けても効果の持続時間が短くて、頻繁に施術を受けなければならなかったり、大がかりな手術が必要になったりします。

それではお金もコストもかかってしまいますね。


私はクリニックにいらっしゃる美容目的の患者様のお顔とお口の中を見せていただいて、お顔やお肌の悩みの原因がお口の中にあるケースがとても多いことに気づきました。

そして達した結論が、先ほどお話ししたように、身体の内側にある骨格や筋肉の状態をよくしていけば、健康に美しくなれるということでした。

崩れたバランスを整えるために、下半身のゆがみを取ったり、骨盤を正しい位置に矯正したりすることが有効といわれていますが、最も効率的なのは「お口の中から治す」ことなのです。

なぜかというと、身体の中で最も重いパーツである「頭」が適正な位置にあることが、身体のバランスを整える上で何よりも大切であり、頭のバランスを取る働きをするのが歯の噛み合わせだからです。


歩き方教室や立ち方教室に行かれたことのある方はご存じだと思いますが、頭の位置をどこに置くかで、身体にかかる負担が全然違って、ひいては姿勢の美しさにも影響を与えます。

頭が前過ぎず後ろ過ぎずちょうどいい場所にあることによって、肩から下によけいな力が入らず、楽な立ち方・歩き方ができるようになります。

頭を適正な位置に持ってくるには、頭（頭蓋骨）の中の骨のバランスがきちんと取れていなければなりません。

このとき、頭蓋骨内のバランスを取る働きをするのが歯であり、歯のバランスがよいことが美と健康の第一関門になるのです。

上下すべての歯が噛み合って、適正な状態で噛み合わせのバランスがよいこと＝トゥースバランスがよいことが美しく健康な身体の決め手になります。

当院では初診の際、歯科治療目的の患者様だけでなく、美容目的の患者様にも必ずレントゲン撮影をさせていただいています。レントゲンにはたくさんの身体の情報が含まれており、トゥースバランスを含めた口腔内の状況がよくわかるからです。レントゲンを見ると、その人のおよそのお顔の状態がわかりますし、さらにお口の中を拝見しますと、お口の中の状態、かみ合わせ習慣に起因するお顔の状態がわかるのです。

●トゥースバランスとは？

トゥースバランスの整った状態とは、歯が必要な数だけ全部そろっていて、健康でしっかり噛める状態をいいます。

私たち人間は医療的な処置をした場合を除いて、口からしか栄養を摂ることができません。口は私たちが生命を維持するための、とても大切なものなのですね。食べ物を口で砕いたりすりつぶしたりという作業をしなければならないからです。

その役割を果たすのが歯であり、上下の歯がしっかり噛み合っていることで、口から入ってきた食べ物をよい状態にして、身体へ送り込むことができます。トゥースバランスが整っていることによって、私たちの身体は栄養をしっかり取り込んで健康を維持できるのです。

また、歯の状態がよいと、左右の歯が均等に使われるようになるため、おのずからお口周りの骨格が整っていきます。

骨格が整うことでお顔の筋肉にも適切な負荷がかかり、筋肉が鍛えられていきます。顔にはたくさんの筋肉があり、それらが複雑に組み合わされています。その一つひとつがきちんと使われ、鍛えられることによって、肌つやがよく、引き締まって整った美しいお顔になります。

たとえば奥歯の近くには咬筋《こうきん》という筋肉があります。その名の通り、奥歯でものを噛むときに使われる筋肉です。

食べ物を噛むとき、奥歯にかかる負荷は体重の20～30％といわれています。たとえば体重50㎏の女性であれば、10～15㎏の負荷がかかっているのです。

奥歯がきちんと噛み合う状態になっていれば、食事のたびに咬筋に負荷がかかって、それが適度な筋トレになります。

一方、上下の奥歯の両方、または片方が抜けた状態だと、食べ物をしっかり噛むことができないため、咬筋に本来かかるはずの負荷がかからなくなります。

では、奥歯がきちんと噛み合っている人と噛み合わない人では、どのような差が生まれると思いますか？

噛み合っている人は咬筋が鍛えられるので、お顔が引き締まります。また、歯がしっかりと噛み合うことで唾液の分泌が促されます。唾液は免疫や新陳代謝と深いかかわりを持っているので、美肌効果も期待できます。

一方、噛み合っていない人は咬筋が鍛えられないため、お顔がたるんできます。筋肉が使われないと、使われた場合に比べて血行も悪くなるので、当然、お肌の状態も違ってくるでしょう。

また、顔の筋肉は豊かな表情を作り出すものでもあります。

たとえば赤ちゃん。赤ちゃんは表情豊かで、その笑顔は見る人の心を癒してくれますね。赤ちゃんは口周りの筋肉だけでなく、全身の筋肉を使って母乳やミルクを飲みます。それゆえ、あの豊かな表情が生まれるのです。

歯がしっかり噛み合ってトゥースバランスが取れた状態になっていると、顔の筋肉が均等に使われるようになり、引き締まったシャープな顔になります。

顔の筋肉と全身の筋肉は連動しているため、顔の筋肉が均等に鍛えられると、身体の筋肉もしなやかで均整が取れた、いい状態になっていきます。歯の噛み合わせが悪くなると、脳から出されるホルモン分泌がスムーズにいかなくなり、あらゆる不調の原因となるのです。

あなたの周りの、顔の形がシャープできれいな人を思い浮かべてみてください。おそらくその人は姿勢がよく、身体も均整が取れているのではないでしょうか。

筋肉が整ってくることで、おのずから骨格のプロポーションが整ってくるためです。

これらの一連のつながりをまとめてみましょう。

①　口の中のトゥースバランスが整う

↓

②　唾液の分泌が促され、免疫力がアップする
　　↓
③　顔の筋肉がバランスよく発達する
　　↓
④　それにつれて骨格が矯正され、全身の筋肉もしなやかなよい状態になる
　　↓
⑤　プロポーションが整う

もちろん先にプロポーション作りをしても、結果、お口の中のバランスが整っていないと、真のプロポーションとは言えません。

まずはトゥースバランスを整えること。そうすることで顔が引き締まり、全身の筋肉バランスも整って、よいプロポーションに近づくと思います。

きれいにバランスが整っていても夜歯ぎしりや歯を食いしばるクセがあると、歯と歯茎に過度の負担がかかり、ダメージを与えてしまいます。ほっぺたに食いしばりの

線があらわれたら要注意。歯ぎしりがひどい方は、夜寝るときに、マウスピースでガードをして守ってあげるといいでしょう。

●唾液の役割

さて、ここで唾液の役割について触れておきましょう。

唾液は身体を健康に保つ上で、とても重要な役割を果たしています。

犬や猫などの動物も、自分の傷ついたところを舐めて治しますよね。動物たちは本能的に唾液の役割をわかっているのでしょう。

1日に1~1・5リットル出ているといわれている唾液は、さまざまな役割を担っています。美容面や歯にとっても大事なものなのです。その主なものをご紹介しましょう。

① 自浄作用

唾液には口の中の汚れを洗い流す作用があります。これを自浄作用といい、唾液が少なくなってこの働きが低下すると、細菌が繁殖しやすくなるため、虫歯や歯周病の原因になります。

そのため唾液が少なくなりますと口臭がきつくなる原因にもなります。

② 免疫力を維持する

唾液に含まれるリゾチームという成分が、外（口）から侵入してくる細菌を防ぐ働きをします。

リゾチームは抗菌作用を持った酵素で、唾液のほか涙や汗、鼻粘液、リンパ液などにも含まれており、生命維持には欠かせないものです。

③ 口の粘膜を保護する

口の中には、固くて粘膜を傷つける歯と、やわらかくて歯によって傷つきやすい粘膜が同居しています。

話をしたり食べたりするとき、歯が動きますが、それでも口の中が傷つかないのは、唾液によって口の中が潤っているためです。

唾液中のムチンが、潤滑油やクッションの役割を果たしているため、口の中が傷つかずにすんでいるのです。

④ 口の中が酸性に傾くのを抑える

食事をすると口の中は酸性に傾きます。歯のエナメル質は酸で溶けるので、酸性のままだと歯によくありませんが、唾液に含まれる成分がそれを中和させる働きをします。

⑤ 若返りホルモンを含んでいる

唾液には成長ホルモンの一種である骨代謝に関与する成長ホルモンの一種、パロチンといった老化防止作用のある「若返りホルモン」が含まれており、身体を若々しく保ったり、新陳代謝を促したりするアンチエイジング効果があります。

⑥ 再石灰化作用

一度溶けかかった歯の成分を復活させる作用があります。

トゥースバランスが整って唾液がよく出るようになると、身体が若々しくよみがえっていきます。

するとお肌がきれいになったり、身体が美容成分を受け入れやすくなったりして、美容効果が高まったり持続期間が長くなったりします。

だから美しくなりたいと思ったら、まずお口の中からアプローチするのが近道なのです。

そのためにはまずお口の中をよくチェックして、歯の噛み合わせが崩れる原因があったら、それを取り除いておかなければいけません。

トゥースバランスを崩す原因には、虫歯、歯周病、酸蝕症、顎関節症など、お口周りの病気があります。

続くＰａｒｔ１では、それらのお口周りの病気の原因と、最新の治療法についてお話ししたいと思います。

Part1 病気編

●歯科治療は進化している！

プロローグで、美しくなりたいと思ったら化粧品や整形手術など外側からの働きかけだけでは根本的な解決にはならないこと、バランスの取れた健康な身体が土台になること、そしてその土台はお口の中のバランスを整えることによって作られるというお話をしました。

続くこの章では、トゥースバランスを崩す原因と、その対策についてご説明したいと思います。

ここでは歯科の治療法についてのお話がメインになりますが、みなさまは歯科治療についてどんなイメージをお持ちになっていますか？

「子供のころ、歯を削るキーンという音が怖くてたまらなかった」

「麻酔の注射が痛くて怖かった」

「父親が歯周病でずっと歯医者にかかっていたけれども、進行する一方で最後は歯が1本もなくなってしまった」

そんなマイナスイメージを持っている方も多いのではないでしょうか。

そのマイナスイメージのために、歯科治療を先送りにしている方がいるとしたら、とても残念なことです。

なぜかというと、歯科治療はすごい勢いで進化しているからです。

治療技術（機械）や新しい薬の開発によって、歯にも患者様の心理にもダメージを与えず、各段に効果が上がっている治療法がどんどん出てきているのです。

●歯科治療の先進国・北欧とアメリカ

最近、一般の歯に対する意識がだいぶ変わって来たなあと感じます。

今は虫歯について親がしっかりした知識を持ち、子供の歯をきちんと管理する時代になってきました。お子さんに虫歯ができないよう、お母さま方が心配りをされていると感じます。

また歯の白さを意識する人が増えてきてもいます。

特に若い人たちの中には、歯が白くてきれいなことにステイタスを感じる方が多くなってきています。

それも「際立った白さ」が求められるようになっています。ちょっと前まで「歯だけが白すぎるのも変だから、自然な白さにしてください」とおっしゃる患者様が多かったのですが、今はピカーッ！　と輝くような真っ白な歯を望む方が多いのです。

就職試験の面接の前にできるだけ歯を白くしたり、歯並びをきれいにしたりして、よい印象を与えたいとおっしゃって来院される方が、年々増えてきています。

たとえば、体を表現したベストボディ・ジャパンやミセスインターナショナルなどのコンテストに出場される方は、必ず歯をきれいにします。自分の歯では、国際的なコンテストに出たとき、欧米の人たちに比べると見劣りしてしまうのです。

また、コンテストに出場する場合は、主催者側から美しい歯がコンテストの評価を高めることをサジェスチョンされるようになっているという事情もあります。すべてのコンテストでは、美しいスマイルと白い歯は必要最低条件になっているのですね。

きれいな歯が人に好印象を与えることは今では常識であり、自分をさらに美しく表現し、自分の可能性を花開かせることにつながることに、多くの人が気づき始めているのです。

現在、世界中で歯科治療が著しい進歩を見せるようになっています。アメリカでは、歯を美しく保つことが社会的なステイタスとリンクしています。歯の美しさは知性や経済力の象徴となっているからです。

アメリカの歯科治療は大学や地域によって傾向が異なります。こんなに狭い日本でも、大学によって治療スタイルに特徴があるのですから、日本よりはるかに広いアメリカでは当然のことともいえます。

たとえばハーバード大学は研究スタイルが保守的なのですが、USC（南カリフォルニア大学ロサンゼルス校）などはハリウッドが近いためか、治療スタイルに華やかさがあります。

インプラント治療一つとっても、大学によって特徴があります。たとえば骨の土台がないところに骨をつくる造骨治療などのダイナミックな手法においても、大学によってさまざまな特徴があるのです。

歯科治療が進んでいるアメリカと並んで「歯科治療先進国」といえるのが、スウェーデンやデンマークなどの北欧の国々です。

北欧の国々では日本のように公的な健康保険制度が整っているわけではありません。健康保険制度がないということは、個人個人でお金を払って民間の医療保険に入るか、それに入っていない人は自費で治療を受けるしかありません。保険の場合、18歳未満は無料になります。

つまり、日本のようにコストの安い治療を国民に受けさせることができない分、これらの国々では、予防医療に力を入れています。

たとえば、小さいころから虫歯にならないよう、フッ素を定期的に塗るだけでなく、水道水にも入れるところもあるという徹底ぶりです。

仮に虫歯ができたとしても、ひどくなって治療費が高額にならないよう、早期治療をする傾向があるようです。

そのため、歯の健康な部分にダメージを与えない、最先端の薬剤や器具を使った治療法が発達しています。

逆にいうと、日本には健康保険制度があるため、どんなに虫歯が進行しても、あまりお金をかけずに治療できるので、ギリギリまでほったらかしにしておく人が多かった時代がありました。

健康保険制度はどんな人でも最低限の治療を受けることが保障される、素晴らしい社会保険制度です。

ただ、健康保険制度が適用される治療だけが歯科治療と思い込み、昔の治療の辛さや怖さのイメージを強く持ちすぎるあまり、治療を延ばし延ばしにして重症化させてしまうのだとしたら、本当にもったいないことだと思うのです。

どんな治療もそうですが、歯科治療も早期発見、早期治療が大切です。早期に治療をすることで、健康寿命をグンと長く延ばすことができます。

プロローグでもお話ししたように、お口の中の健康は美容に直結します。女性にとってとても大切なアンチエイジングとも深く関わっています。

みなさまは「ウェルエイジング」という言葉を聞いたことがおありでしょうか？

加齢性の疾患を予防して、心身共に健康的に美しく生きることを意味する言葉です。

ウェルエイジングを実現するためには、お口の中を健康に保つことは必要なのです。

虫歯や歯周病が原因で、お顔の輪郭が変わったり、本来の美しい肌質が損なわれたりすることがあるからです。

ここでは身体に負担のない、よい治療方法がたくさんあることを知っていただくため、新しい治療法を中心にご紹介していきましょう。

当院の治療ポリシーは「ノンサージカル（大がかりな外科的処置を極力避ける）」です。歯科治療を受けることが患者様の精神的負担にならず、歯科がもっとみなさまにとって身近な場所になるよう、最小限の処置で最大の効果を発揮できるような治療法を取り入れています。

後ほど詳しくご説明しますが、抜歯はもちろん、笑うと歯茎がむき出しになる「ガミーフェイス」の改善、「小顔になりたい」というご要望にも、最小限の処置でお応えすることができる体制を整えています。

では、プロローグに登場してくださった4人の女性たちのお口の治療を通じて、より美しくなるための歯科治療についてお話ししていきたいと思います。

【ユキエさん（48歳）の場合】

ユキエさんは軽い虫歯が2本、右の下の奥に欠損歯が1本、さらに金属アレルギーを持っています。

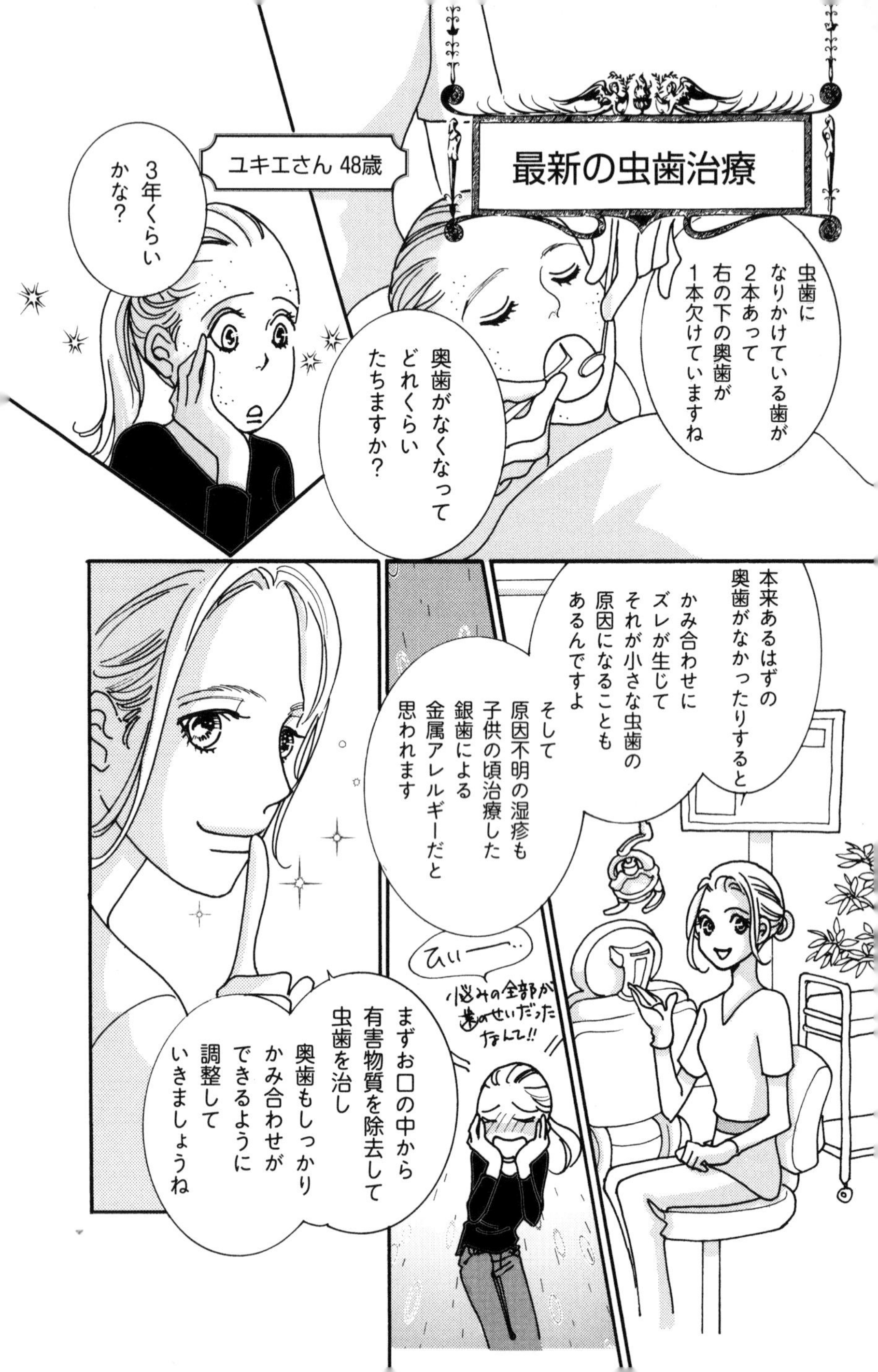
最新の虫歯治療
虫歯になりかけている歯が2本あって右の下の奥歯が1本欠けていますね
奥歯がなくなってどれくらいたちますか?
ユキエさん 48歳
3年くらいかな?
本来あるはずの奥歯がなかったりすると かみ合わせにズレが生じてそれが小さな虫歯の原因になることもあるんですよ
そして原因不明の湿疹も子供の頃治療した銀歯による金属アレルギーだと思われます
ひぃーー…
悩みの全部が歯のせいだったなんて!!
まずお口の中から有害物質を除去して虫歯を治し 奥歯もしっかりかみ合わせができるように調整していきましょうね

●小さな虫歯が教えてくれること

ユキエさんの虫歯は、程度が軽く、よく見ないとわからないくらいのものでした。

ユキエさんと同じように、健康だったはずの歯に、小さな虫歯ができていたという経験は、多くの方がされていることと思います。

歯科に行けば、1～2回の治療できれいに治すことができ、その後、ご自分が虫歯だったことも忘れてしまうかも知れません。

でも、それで終わらせるのはもったいないと私は考えています。なぜならば、その小さな虫歯にこそ、もっと健康で美しくなるためのヒントが隠されていると思うからです。

どうしてそこに虫歯ができたのでしょうか?

歯みがきの仕方が悪かった、糖分を過剰に摂り過ぎている、歯並びが悪い、唾液の分泌が少ない、食べ物を嚙む回数が少ない、硬いものを食べて歯が欠けてしまった……いろいろな原因があります。

その原因を突き止めて、患者様に教えて差し上げ、どうすれば根本的解決になるのかをご提案させていただくのが、私の治療ポリシーの一つです。

ユキエさんの場合は、奥歯が1本ないことによって、噛み合わせにズレが生じて自浄作用がうまく働かず、食べ物が停滞したことが小さな虫歯の原因になっていました。

それをかばうために片側で噛み、お顔が非対称になっていたのです。

●虫歯とは？

お口の中には600~700種類もの細菌がいます。これはトイレの便座以上の数といわれています。

虫歯は、お口の中にあるミュータンス菌やソブリヌス菌が歯垢（プラーク）の中で繁殖することによって起こります。

繁殖した細菌が酸を作り、歯を溶かして虫歯になるのです。

虫歯は、食べ物や飲み物を摂ったまま放置することによって起こります。

虫歯菌の酸が歯を溶かすので、それを阻止するには歯をしっかりみがくことが大切になります。

ただし、ものを食べた直後は歯のエナメル質がやわらかく溶けた状態になっているので、そのときに歯をみがくとエナメル質が取れてしまいます。

以前は、食後すぐに歯をみがきましょうといわれていましたが、現在は食後30分から1時間くらい時間を空けたほうがいいというのが常識になっています。

また唾液に含まれるリン酸カルシウムには、歯の脱灰したところを修復させる（再石灰化させる）作用があります。唾液の分泌が促されると、お口の中が虫歯

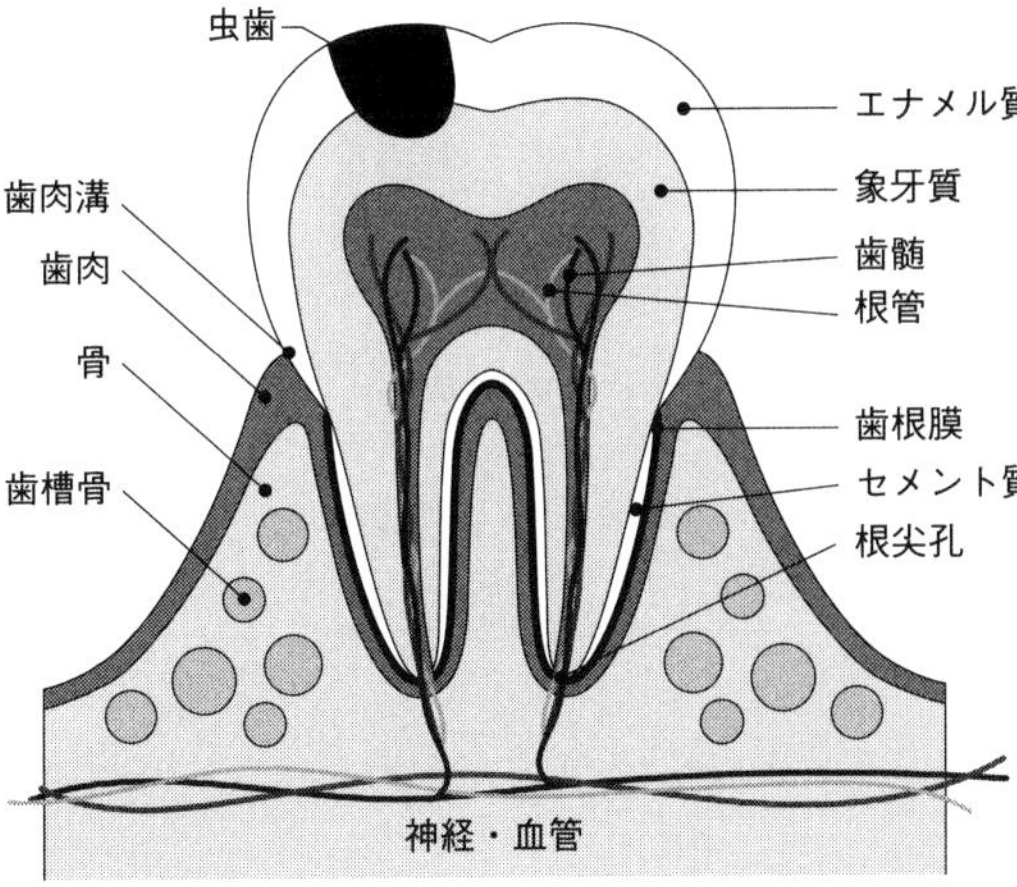

歯の構造

のできにくい環境になっていきます。

虫歯は一度できてしまったら、元の健康な状態に戻すことができないので、虫歯になりかけの段階でしっかりとした治療をしておくことが大切です。

●虫歯の治療法

虫歯の治療法は、虫歯の程度によって当クリニックでは次の3つに大きく分かれます。

① 虫歯の穴を詰める治療

比較的軽度の虫歯に対して行う治療で、虫歯になった部分を取り去り、そこに詰め物を入れます。

虫歯部分を機械で削り、中にハイブリッドレジンというプラスチックとセラミックをミックスした材料が使われます。

② 被せる治療

虫歯が進行して歯髄にまで達しており、歯髄を取らなければならなかったり、歯の上側（歯冠）がなくなったりしている場合などに用いられる治療法で、ジルコニアクラウンとも呼ばれます。

③　なくなった歯を補う治療

なくなってしまった歯を補うための治療です。

こちらについては、後ほど詳しくお話しします。

ユキエさんは子供のころから歯が弱く、よく歯科に通院していたそうです。歯を削るときのキーンという音や、削られていく感触が怖くてすっかり歯医者さん嫌いになったとか。

そこで私がご提案したのが、歯を削らずに薬で悪くなった部分を溶かして掻きとる、カリソルブという治療法です。その後にレジンやセラミックなどを詰めます。

●軽度の虫歯治療に適した「カリソルブ」

カリソルブは歯科医療の先進国、スウェーデンで開発された画期的な虫歯治療法です。次亜塩素酸ナトリウムと3種類のアミノ酸を混ぜた溶液を、虫歯になりかけているところに塗って軟化させるというもので、象牙質の悪くなったところにだけ作用します。

ユキエさんが怖がっている、従来の歯を削る治療法では、どうしても歯の健康な部分まで削れてしまうリスクがあります。

ところがこの溶液は虫歯になった部分にだけ作用するので、健康なところはそのまま残すことができるのです。

成分的にも次亜塩素酸ナトリウムは消毒液として使われているものですし、アミノ酸のグルタミン酸、リジン、ロイシンはうまみ成分として知られており、健康食品にも使われているものなので、身体にとって害になることもありません。

カリソルブのメリットをまとめてみましょう。

◆歯を削る治療法ではないので、痛みがほとんどない
◆健康な歯質を最大限残すことができる
◆削る機械をほとんど使わずにすむので、音や振動が怖い人に向いている
◆歯の神経を残せる可能性が高い

2つの溶液を混ぜて虫歯の穴に置くと、30秒くらいで虫歯の部分が軟らかくなってくるので、そこを掻き取っていきます。

20分くらいかけて、虫歯であいた穴を溶液で満たしながら、液が濁らなくなるまで繰り返します。

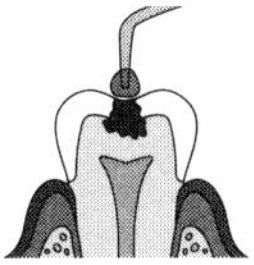

カリソルブの塗布

カリソルブを虫歯の浸食部分（象牙質）へ塗布し、30秒程浸透させます。

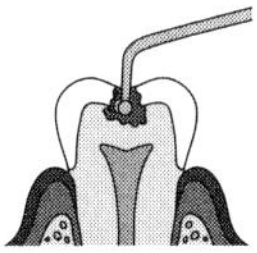

虫歯の除去

カリソルブによって軟らかくなった虫歯部分を、専用の手用器具で除去します。

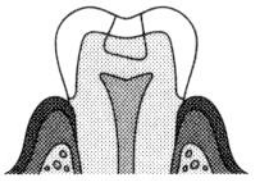

詰め物

上記を数回繰り返し、虫歯部分を完全に取り除き、セラミックなどで詰め物をします。

虫歯が完全に取れたかどうかは、う蝕検知液という液をつけて調べます。この液をつけて虫歯の箇所が赤くならなければ、完全に取り切れた証です。

最終的には削り取る器具（回転切削器具）でひとこすりして仕上げ、そこにレジンやセラミックなどの詰め物をします。

「なんだ、結局、削るんじゃない」と思われるかも知れませんが、最後の仕上げにほんの少し使うだけなので、音や振動を感じる時間は最小限ですみます。キイーンという機械音が怖いという方や、痛みに敏感な方には、とてもいい治療法です。

敏感な方だけでなく、器械を使うと出血してしまうような、歯茎の下まで及んだ虫歯や、奥歯のさらに奥に虫歯ができていて器械が入らなかったり、器械を使うと歯の健康な部分まで削ってしまったりするような場合に、特におすすめです。

カリソルブの治療はこれからもどんどん進化していくことでしょう。

カリソルブは健康保険が適用されないため、自費診療となります。

●進行した虫歯を修復する「歯髄温存療法」

虫歯が進行すると、エナメル質や象牙質のさらに奥にある歯髄にまで達します。歯髄には神経が通っているため、この段階になると神経が炎症を起こした歯髄炎といわれる状態になり、歯がズキズキと痛くなります。

今まで、この状態になると歯髄を抜き、穴のあいたところの治療を数回行い、最後に被せ物をするというのが標準的な治療法でした。

でも、これは決してベストな選択ではありません。

というのも、歯髄にある神経は、脳に情報を伝える大切な役割を果たしているからです。また歯髄の中には、歯に栄養を送る働きをする血管や、歯の象牙質を作る細胞や免疫細胞なども入っています。

歯髄を抜いてしまうと、歯の残った部分に栄養が行かなくなるためもろくなり、割れやすくなります。

つまり、歯をより健康な状態に保つためには、歯髄は抜かないで残すほうがいいのです。

うれしいことに、近年、歯髄を残せる「歯髄温存療法（ＭＴＡ）」という治療を行えるようになってきました。

ＭＴＡ（Ｍｅｄｉｃａｌ Ｔｒｉｏｘｉｄｅ Ａｇｇｒｅｇａｔｅ）という、ケイ酸カルシウムを主成分とした薬剤で、歯髄の細胞を活性化させたり、歯髄が見えかかっている歯に対して、セメント質を作って再生させたりする作用があるものです。虫歯の穴があいて神経が見えかかっているところに薬剤を入れることによって、中のセメント質が再石灰化して歯が修復できます。

まだあまり日本では知られていませんでしたが、私は２０１７年の初めに北欧から薬剤を輸入して、患者様方の治療に役立ててきました。

ＭＴＡは自由診療ですが、その後の歯の健康を考えると、歯髄を抜いてしまう従来の治療よりもはるかにいいと思います。

従来の治療では将来的に歯髄を抜いた歯が割れてしまう原因になります。さらなる治療が必要になることを考えると、残せる歯髄は残して歯の健康を維持していったほうが、身体的にも精神的にもいいのではないでしょうか。

「歯の治療は痛くて怖いもの、何度も通わなければならない、時間のかかるもの、という先入観が、見事に覆されました」とユキエさん。

ユキエさんは2本あった虫歯のうち、程度が軽かった1本をカリソルブで、歯髄が見えかかっていた1本を歯髄温存療法で治療しました。

いずれも痛みがほとんどなく、短時間の治療ですみました。

「こんなにいい治療法があるのなら、歯科受診をためらわずにもっと早くすればよかった」と思ったのだとか。

今まで左の虫歯になったところに食べ物が入ってしまうのが気になって、右でばかり噛んでいました。そのため、お顔の右側の筋肉だけがよく使われ、お顔が左右非対称になっています。

「抜けたところに人工歯を入れることで、左側でもきちんと噛めるようになり、お顔が左右対称に整ってきますよ」という私のアドバイスを受けて、ユキエさんは抜けたままにしていた奥歯を入れることを決意されました。

●抜けた歯をそのままにしない

虫歯などで歯を失い、「人に見えない場所だからいいわ」などと放置している方が多く見られます。ユキエさんもその一人でした。

でも実はこれ、絶対にやっていただきたくないことなのです。

たった一本でも歯を抜けたままにしていると、食べ物がうまく噛めません。消化不良などの原因になるだけでなく、発音にも影響を与えますし顎の骨も吸収してきますので、美容上もよろしくないのです。

というのも、全部の歯がそろっていて左右均等に噛めることで、お顔の筋肉が鍛えられバランスが整ってくるからです。つまり均等に噛めないというのは、それだけで美容上、マイナスになってしまうのです。

たとえば、欠損した歯をそのままにしている方によく見られるのが、実年齢と比べて過剰にしわがあるケースです。

私はしわそのものがよくないとはまったく思っていません。年齢相応のしわは、その方の人生が感じられて美しいものだと思います。

ただ、年齢に不相応なほどのしわがある場合、歯の欠損などお口の中に原因があることが多いので、治療を受けることを考えていただきたいと思います。

欠損した歯をそのままにしておくと、他の健康な歯にも悪影響が及びます。

抜けた歯のスペースを埋めるように、隣の歯や上あご、下あごの歯が寄ってきて噛み合わせが悪くなったり、歯と歯のすき間が広がって、虫歯や歯周病の原因となったりします。

歯を失ったら必ず人工の歯や義歯を入れるようにしましょう。

当院ではいくつかの治療法の中から、患者様を最大限に美しく見せる方法を選んでご提案させていただいています。

というのも、

・美しさの基準は人それぞれ異なるので、一概に「こう」と決めつけられない
・患者様の追求したい美と、医学的に行うべき美が融合して初めて本当の美が完成する

と考えているからです。

私はこれを「美の法則」と呼んでいます。

ユキエさんの場合、ご本人の希望と可能な治療法を考え合わせたとき、インプラントが最適と判断しました。

●インプラントとは？

インプラントとは、失った歯の代わりに人工の骨を入れる治療法です。

まず外科手術を行ってあごの骨に人工歯根を埋め込みます。埋め込んだ人工歯根は、しっかり骨がある場合、上あごの場合5か月前後、下あごの場合は3か月前後で骨と結合します。

その後、上に人工の歯を取りつけて完了となります。

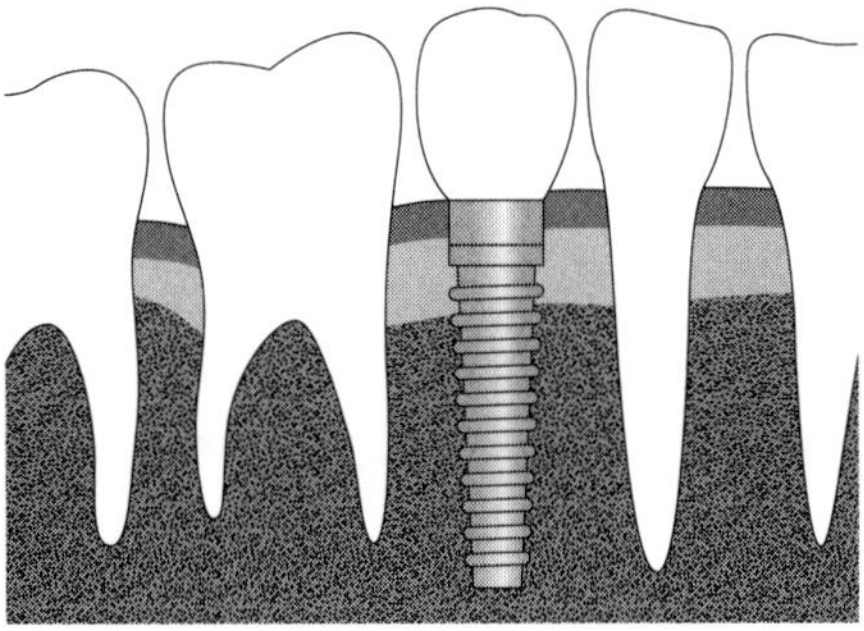

人工歯根

●インプラントのメリット

インプラントのメリットは噛む力の強さと審美性にあります。

下の図は、天然の歯の噛む力を100%としたとき、人工歯がどれくらいの力を持っているかを比較したものです。

ノンクラスプデンチャーなどの審美義歯の場合、手術不要で歯茎に被せるだけと手軽ではありますが、噛む力は20%にとどまります。

両隣の歯を犠牲にして固定するブリッジでも60%です。

ところがインプラントだと天然歯のおよそ90%の噛む力が得られるので、よく咀嚼ができるようになります。

よく咀嚼ができるようになると、お顔の筋肉が鍛えられてしわやたるみを予防するだけでなく、唾液の分泌が促進

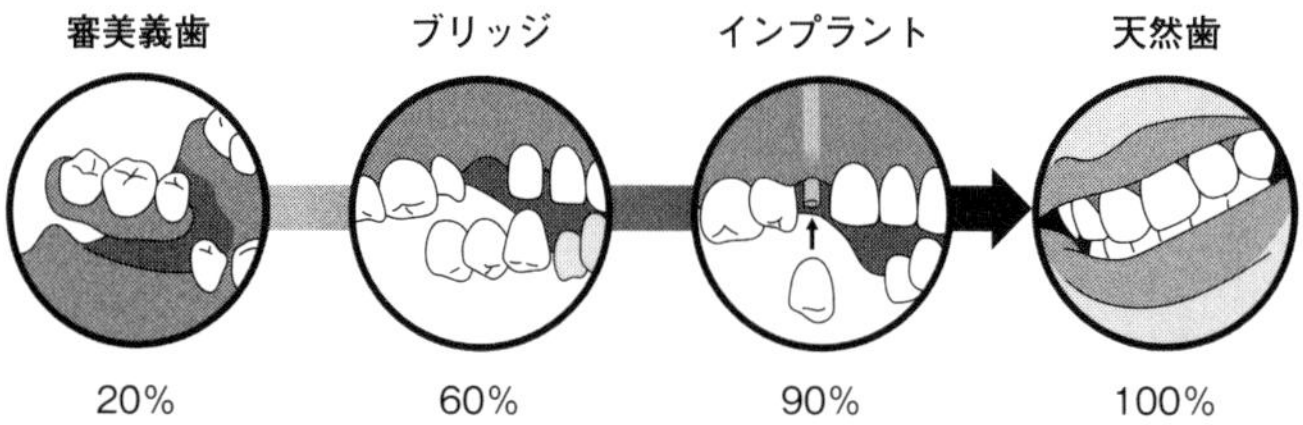

噛む力の比較（おおよその目安）

され、免疫力がたかまるなど、数々の健康上の効果が得られます。

●インプラントはクリニック選びが大事

インプラントは歯を失った人にとって画期的な治療法ですが、患者様に合ったクリニックを選ぶことが大切です。

その目安となるのが、特定非営利活動法人・歯科医療情報推進機構（ＩＤＩ）という歯科医院を審査・認証する第三者評価機関の発行する、インプラントセーフティーマークです。

この機関は、インプラント治療を安全に行い、患者様方に安心して治療を受けていただくため、歯科クリニックごとの自己責任に任せるだけでなく、全国統一の安全・安心水準のガイドラインを決め、それをクリアしているかどうかを厳密に審査するために設立されました。

水準をクリアしている施設にはインプラントセーフティーマークが付与され、このマークを持つ施設はまだ数は少ないですが、全国どこでも同じ対応ができるシステムになっています。

奥歯の1本くらいなくても問題ないだろうと思っていたユキエさんですが、実際にインプラントを入れてみて、歯がなかったときは噛み合わせがおかしくなっていたことを実感できたそうです。

「今までお口の中のことは、あまり考えたことがありませんでした。でも、ちゃんと治療するとこんなに快適になるものなのですね！」とユキエさん。

長年、悩まされてきた原因不明の湿疹も、毛髪ミネラル検査の結果から、子供のころ治療を受けた銀歯による金属アレルギーということがわかり、こちらの治療も受けることになりました。

●金属アレルギーとは？

歯科治療における金属アレルギーは、ここ何十年かで知られるようになった病気です。

特に今、40歳以上の人は、虫歯の治療の際、アレルギーの原因になりやすいアマルガムや銀などの重金属が使われていることが多く、それがさまざまな体調不良の原因となっています。

アマルガムというのは水銀と他の金属を合わせて作る合金の総称です。加工が容易で殺菌性に優れていることから、かつて虫歯の治療の際の詰め物として、多く使われてきました。

最近の歯科治療ではめったに使われなくなりましたが、それは次第にアマルガムの有害性が知られるようになったためです。

水銀は常温で気化しやすい性質を持っており、その合成化合物であるアマルガムもちょっとした刺激で気化しやすく、気化するとその成分が空気中にばらまかれます。

お口の中に埋め込まれたアマルガムも同様で、ものを飲んだり食べたりするだけで、1日平均1～10μgの水銀が放出されて体内に入り込んでいるのです（μgは100万分の1グラム）。

水銀は人体に有害な金属の中でも、神経系統に対する強い毒性を持っており、視力や味覚の低下、頭痛、うつ病、喘息、アレルギーなどの症状を引き起こします。

また疲れやすさや集中力の欠如、胃腸障害や不眠などの原因にもなります。

歯の治療で使われる金属には、他に銀、ニッケル、パラジウム、コバルトなどいくつかの種類があります。

これらの金属は、お口の中でさびやすく、唾液の中に成分が溶け出しやすいという共通した性質を持っています。

お口の中の金属は、長い間入れっぱなしにされることが多く、そのため、溶け出した物質が身体の中に蓄積されてアレルギー源となり、かゆみや発疹といったアレルギー症状を引き起こすのではないかと考えられています。

また複数の金属がお口の中に存在していると、アレルギーが起こりやすいともいわれています。

特に、進行した歯周病や口内炎など、お口の中で炎症が続いていると金属アレルギーが誘発されやすいので、そうした症状をお持ちの方は注意が必要です。

近年、アクセサリーがアレルギー源となることが知られるようになり、金属アレルギーに対する一般の方の意識も高まってきました。

とはいえ、ご自分の身体に起こっている何らかの不調の原因が、歯科治療に使われた金属にあるとは、なかなか考えが及ばないのではないでしょうか。

歯の治療でよく使われる金属には、こうしたリスクがあることを心に留めておいていただけたらと思います。

●金属アレルギーの治療法

アレルギー反応によって起こる症状には、アトピー性皮膚炎や湿疹、脱毛症、味覚障害のほか、手の平や足の裏の膿瘍（掌蹠膿疱症《しょうせきのうほうしょう》）などがあります。

金属アレルギーの有無を調べるには、皮フ科でのパッチテストや毛髪ミネラル検査が有効です（詳しくは134ページを参照してください）。

クリニックで行っている毛髪検査は髪の毛を根本から3センチほど切ったものを検査機関に提出すると、2～3週間で結果が送られてきます。

歯科の治療に使われている金属の量が多い場合、お口の中からその金属を除去します。

また、あわせて体の中に蓄積された金属を排出する働きをするサプリメントや、ビタミンC点滴やキレーション点滴、酵素によるファスティング（断食）をすることをおすすめしています。

これによって3～6か月くらいで湿疹がおさまり、体調が回復してくることがほとんどです。

金属アレルギーについては知っていましたが、まさか自分もそのアレルギーを持っているとは夢にも思わなかったユキエさん。

お口の中から有害物資を除去し、代わりに害のないジルコニアで治療をしました。一番大きな変化は、食べるものに対して、敏感になったことだそう。デトックスに効果的な食材を取り入れるなど、食事に気をつけるようになりました。

そのおかげで腸内環境が整ったのでしょう。お肌の色つやもグンとよくなりました。

「まさか歯科でこんなにいろいろな治療ができて、自分自身を変えることができるとは考えもしませんでした」と話してくださいました。


では、ユキエさんの受けた施術をおさらいしてみましょう。
① 軽い虫歯2本をカリソルブと歯髄温存療法で治療
② 欠損した左の奥歯をインプラントで補う
③ 金属アレルギーの検査および原因物質の除去
お口の中が整ったことで、より美しくなるベースができました。

【ワカコさん（59歳）の場合】

ワカコさんは歯周病で、左下の奥歯が2本欠損しています。

ワカコさんの場合、一部は歯周ポケットの深さが6ミリと比較的重症だったので、その部分については外科的治療を、他の部分については軽度だったので、非外科的処置を行うこととします。

また、ワカコさんの場合、歯周病できちんと歯が噛み合わなくなったことによって、歯の咬耗《こうもう》（歯ぎしりや歯を強く噛みしめる習慣によって、歯がすり減ること）も起こっていました。

咬耗によって歯は1年で0・029ミリすり減っていくため、20年たつと歯そのものがなくなってしまいます。

そこで、まずは歯周病の治療を始めて、治療を継続しつつ欠損した部分にノンクラスプデンチャー（やわらかい審美義歯）と、咬耗した歯をカバーする治療を行うことにしました。

●歯周病は年齢とともに発症率が高くなる

歯周病はポルフィロモナス・ジンジバリス菌など、主に嫌気性の細菌の感染によって、歯を支える歯肉、歯根膜、セメント質、歯槽骨などの歯周組織に炎症が起こって、歯を支えている骨（歯槽骨）が徐々に溶けていく病気です。

歯周病というと中高年の人がかかるもの、と思っている方が多いようですが、病気の程度が重いか軽いかはともかくとして、30代前後で80％の人が発症しています。ごく軽い症状ですと、10代でも50％もの方に見受けられるなど、年齢に関係なく発症しやすい病気なのです。

あなたは、次のような症状を感じたことはありませんか？

・歯茎が腫れる
・歯茎から膿《うみ》が出る
・お口がにおう
・お口の中がネバネバする

・冷たいものがしみる
もしこれらの中で1つでも思い当たるものがあれば、歯周病が始まっている可能性があります。

進行すると歯が動いているのを感じたり、食べ物をしっかり嚙めない・嚙むと痛みを感じるなどの症状が出てきます。

●歯周病の原因

歯肉炎・歯周炎を含む歯周病は、歯垢（プラーク）が直接的な原因となって起こる疾患です。

お口の常在菌は、食べ物に含まれるブ

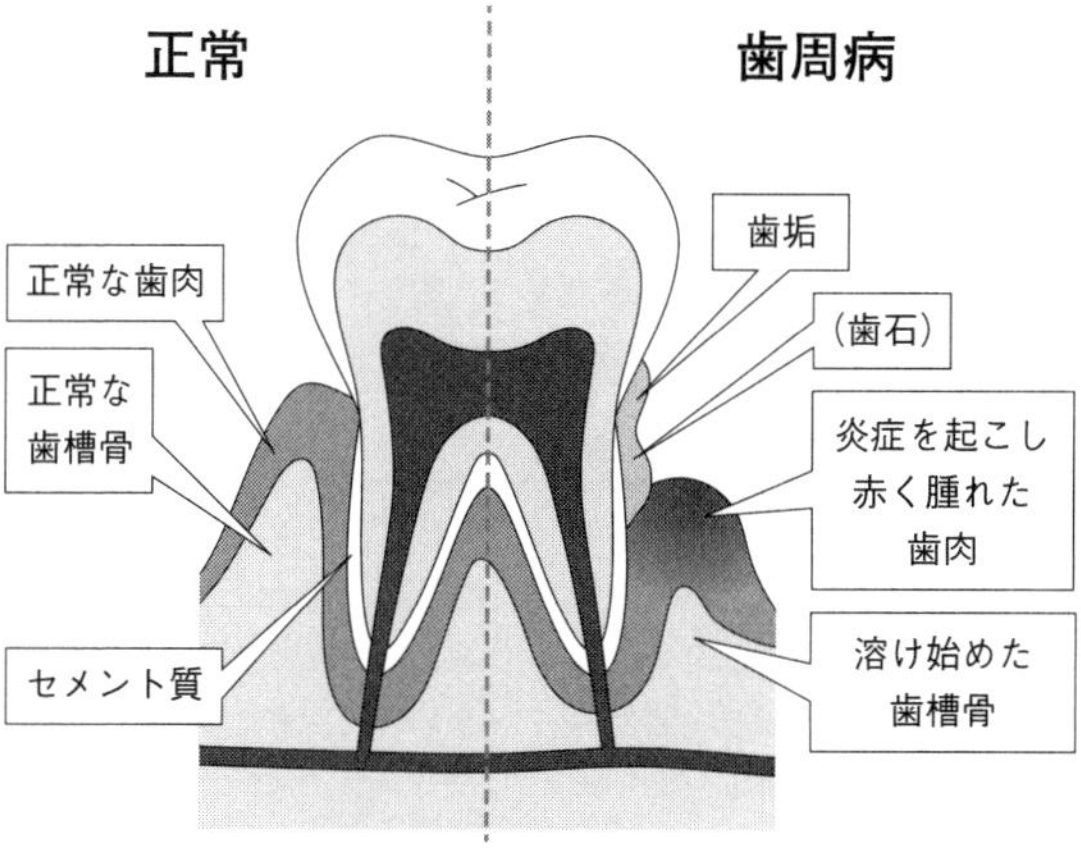

正常な歯肉と歯周病の歯肉

ドウ糖などを栄養にして繁殖し、歯の表面に歯垢（プラーク）として貼りつきます。

プラーク1mgの中には2億もの細菌があるといわれています。その細菌はとても耐性が強く、歯みがき程度では取ることができません。

そしてプラークは、唾液に含まれているカルシウムや細菌の老廃物を取り込んで、歯石となってよりいっそう強固に歯にしがみつくようになります。

歯石は表面がデコボコしていて栄養分を多く含んでいるため、さらに細菌やプラークがたまりやすくなり、その結果、歯茎に炎症が起こってきます。

このとき形成される、歯と歯肉の境目のポ

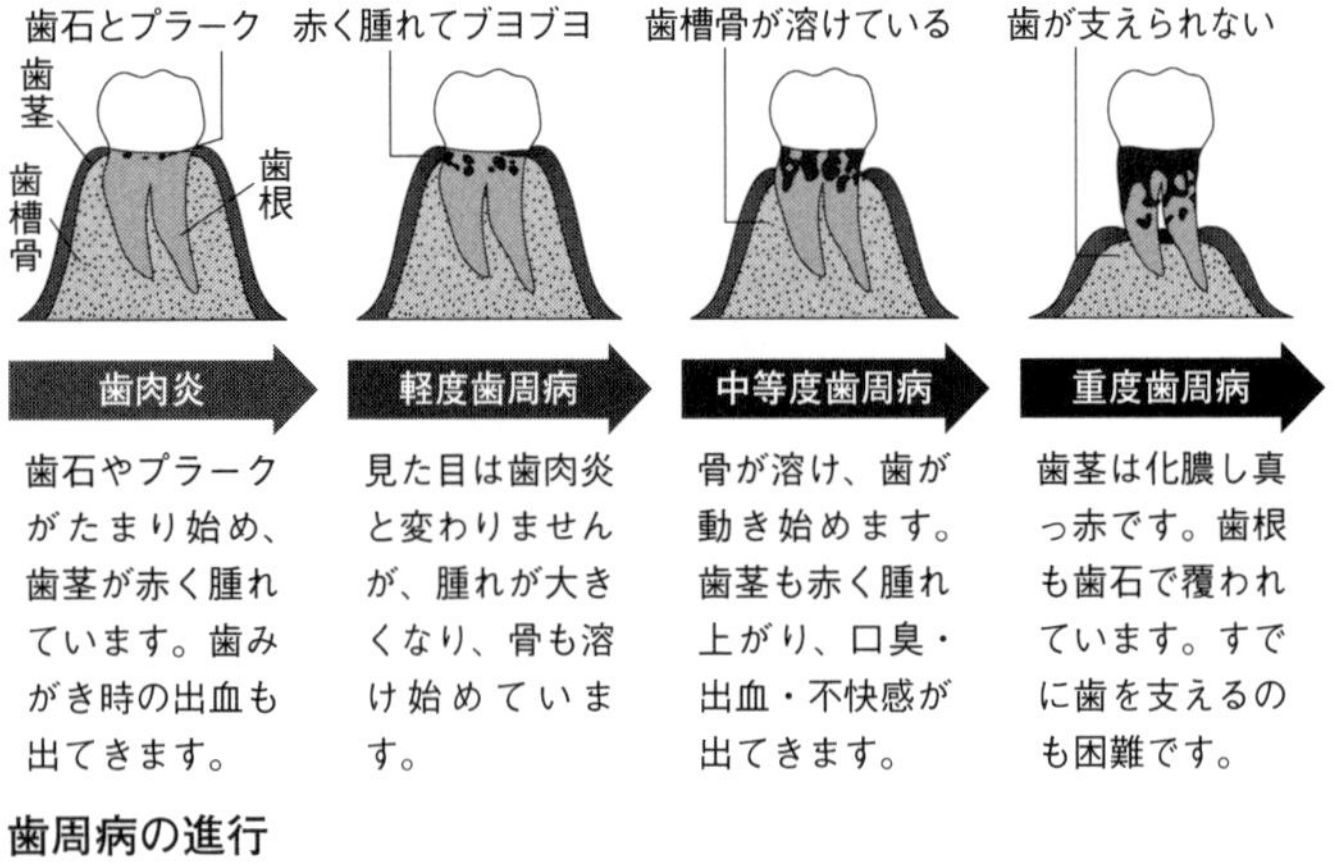
歯石とプラーク
歯茎
歯槽骨
歯根
赤く腫れてブヨブヨ
歯槽骨が溶けている
歯が支えられない
歯肉炎
軽度歯周病
中等度歯周病
重度歯周病
歯石やプラークがたまり始め、歯茎が赤く腫れています。歯みがき時の出血も出てきます。
見た目は歯肉炎と変わりませんが、腫れが大きくなり、骨も溶け始めています。
骨が溶け、歯が動き始めます。歯茎も赤く腫れ上がり、口臭・出血・不快感が出てきます。
歯茎は化膿し真っ赤です。歯根も歯石で覆われています。すでに歯を支えるのも困難です。

歯周病の進行

ケットを「歯周ポケット」といい、その深さで病気の進行度がわかります。

健康な状態では深さ1~2ミリの歯周ポケットが、炎症の状態が悪化するにつれて深くなっていき、それに従って細菌がどんどん深く入っていきます。

やがて歯を支えている骨（歯槽骨）にまで達して、歯がぐらつくようになるため、最終的には歯を抜くしかなくなってしまうのです。

歯周病はこのように怖い病気なのに、初期は自覚症状がほとんどありません。

●歯周病と内臓の病気の関係

歯周病は歯を失う原因になるだけではありません。内臓の疾患とも深い関わりがあることが指摘されています。

歯周病の原因となっている細菌がのどから気管、肺にまで入り込んだり、歯茎の中の血管から血液とともに全身の臓器に運ばれたりすることがあり、運ばれた先々で疾患の原因となるのです。

細菌が心臓に運ばれたら心内膜炎、狭心症、心筋梗塞などの心臓病に、脳に運ばれたら脳卒中などの脳血管障害、肺に運ばれたら肺炎になるなど、全身の病気の発症と関係していることがわかってきました。

心臓病といえば日本人の死因の第2位(第1位は悪性新生物＝がん)、脳血管障害は第3位、肺炎は第4位です。

脳血管障害のうち脳梗塞に至っては、歯周病の人はそうでない人の2・8倍なりやすいといわれています。

また以前から、歯周病は糖尿病の合併症の一つともいわれてきましたが、逆に歯周病になると糖尿病が悪化することも、最近、知られるようになってきました。

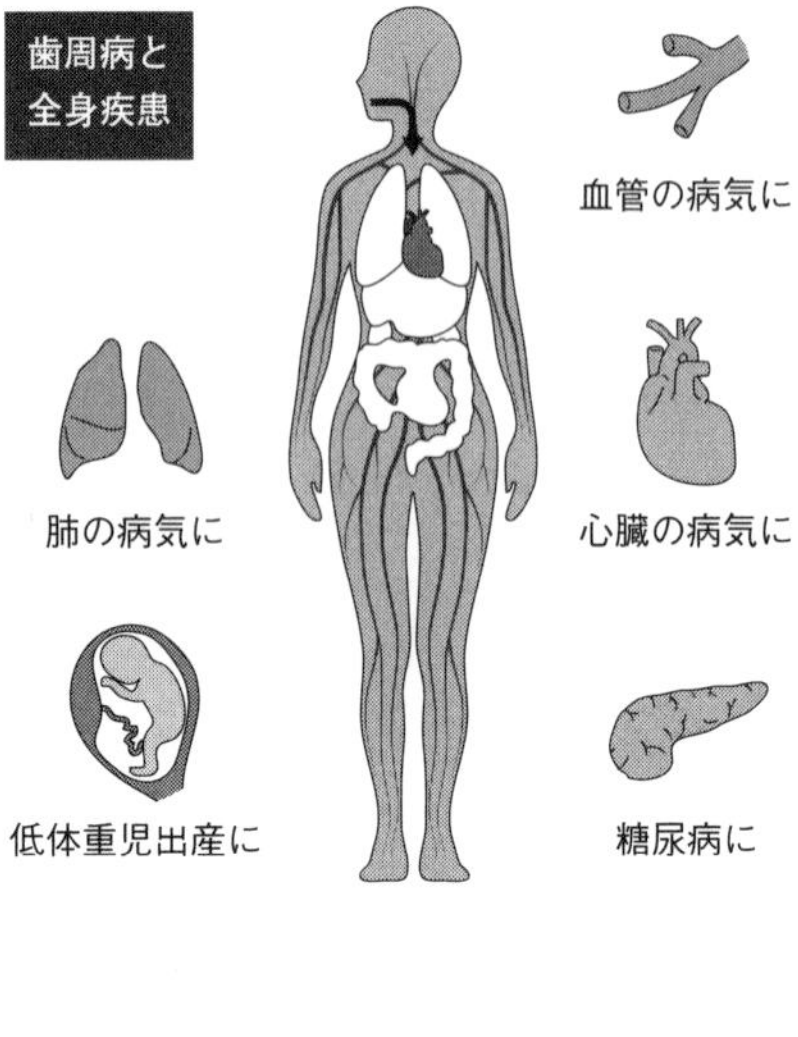

血圧やコレステロール、中性脂肪の値が高く、心臓病や脳血管障害になるリスクの高い人、糖尿病の人は、歯周病の治療をしっかりしておくことが大切です。

また、妊娠している方が歯周病を放置すると、胎盤を囲んでいる筋肉が収縮して早産の原因になることがあります。

●歯周病の治療法

歯周病の標準的治療は、程度によって次の3段階に分かれます。

①　軽度歯周病「SRP」…歯周ポケットの中のプラークや歯石を取ってから、歯の表面を滑らかにして、汚れの再付着を防ぐ

②　中等度の歯周病「歯周ポケット掻爬《そうは》術」…局所麻酔をして歯周ポケットの奥にある炎症をとり、汚染されたセメント質を取り除く

③　重度歯周病「フラップ手術」（歯周剝離掻爬術）…局所麻酔をして歯茎を切開。歯根を露出させて付着しているプラークや歯石、さらに歯肉も除去して、切除部分を縫合する

これらの治療法は、保険診療で行うことができますが、しっかり麻酔をしたり切開をしたり、歯茎を開いたり縫ったりといった、比較的大がかりな治療法になります。

最近、こうした大がかりな手術を伴わない治療法が数多く登場してきました。

いずれも自由診療になりますが、従来の治療にはないメリットがあります。

●PDT（フォトダイナミックセラピー）

日本語に訳すと「光線力学療法」となり、その名の通りレーザーの光を使って歯周病菌を死滅させる治療法です。

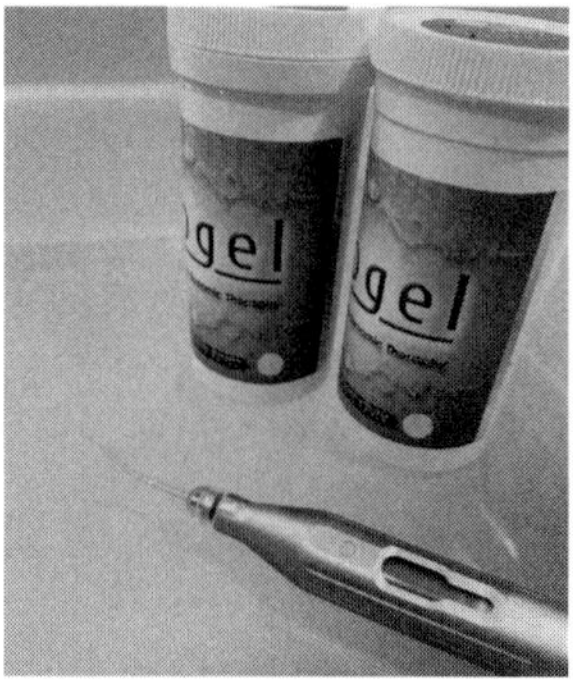

PDTに使用する専用ジェル
とハンドタイプのレーザー

歯周病になっている部分に専用のジェルを塗り、そこにレーザーで光を照射して化学反応を起こすと、歯周病菌だけが死滅します。

メリットとしては、

①　痛みがない（麻酔が不要）

②　歯1本あたり3分の照射ですむため、治療時間が短時間ですむ

③　抗生物質のような薬を使わないため、耐性菌が発生せず、何度でも治療が可能

の3つが挙げられます。

症状が進んで歯周ポケットが深くなってしまった方や、麻酔を使いたくない、歯茎にメスを入れたくないという方、急に症状が悪化した方には特におすすめです。

●レーザー治療

ヤグレーザーを使うことで水分を蒸発させる効果があるため、水分を多く含んでいる歯石を瞬時に光分解することができます。

また、深い歯周ポケットの奥や複雑な形のポケットにも光線が届くため、殺菌させせ

ることが可能です。

従来の歯周病治療では取り除くことが難しかった、歯周病菌が出す毒素を除去することもできるため、高い治療効果が期待できます。

●ペリソルブ

ペリソルブはプラークや歯石だけに作用する薬剤を使った治療法です。

歯科用の材料として安全性が確認されている次亜塩素酸ナトリウムとアミノ酸を使用した薬剤で、刺激や副作用のある抗生物質を使用しないため、安心して治療を受けていただくことができます。

歯石部分にペリソルブを塗ることで、プ

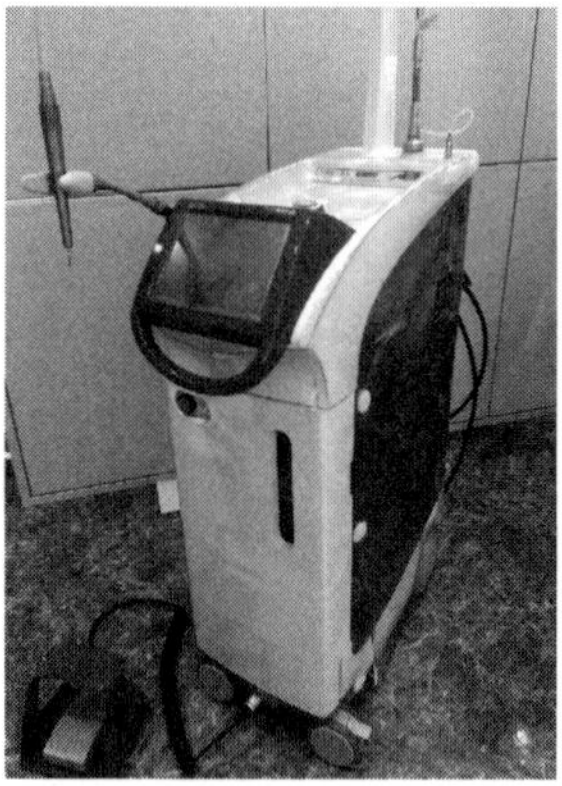

ヤグレーザー

ラークや歯石だけに薬剤が反応し、約30秒でやわらかくなります。

ペリソルブは強力な殺菌効果を持っているため、プラークや歯石にすみ着いた細菌が血管内に入り込むのを防ぐほか、通常の歯石治療で必ず起こるお口の中への細菌の飛散も予防できます。

●オゾン水による消毒

オゾン水を使って歯周ポケットに存在する歯周病菌を消毒する方法です。

オゾン水は血液をクレンジングする血管療法にも使われています。よく「オゾン療法」「血液クレンジング」ともいわれていますね。

医療界では100ccから200ccを採血しその血液の中にオゾンを注入して、血液と混ぜその血液を体の中に戻すというものです。免疫が高まるとか、がん、高血圧、アンチエイジング予防にもなるという反面、安全とは言い切れないという賛否両論があるようです。しかし、お口の中に使うオゾン水は、歯周ポケットに直接流しますが、殺菌力が塩素の6倍という強い殺菌効果があるのに、分解されて酸素に変わるため抗生物質のように耐性菌ができることもなく全く無害なのです。

この体にも環境にもやさしいオゾン水を使うことは安心ですね。

歯周ポケットだけでなくお口全体を消毒することができます。

ワカコさんは、歯周ポケットが深くなっている部分については歯周剝離掻爬術、軽症の部分についてはレーザー治療とペリソルブやPDTなどの非外科的処置を受けました。

「歯周病についてはほとんど知識がなかったので、まさか自分がなっているとは思いませんでした。お口の中は定期的にチェックしないとダメですね」とワカコさん。

次のステップとして、歯周病で歯が抜けた部分に使い心地のよさを優先して、ノンクラスプタイプの入れ歯を使うことにしました。

従来、奥歯が全くない所を補う方法として、金属がついた入れ歯がよく使われてきました。

また、これまでのほとんどの部分入れ歯は、残った歯に金属のクラスプを引っかけて、人工の歯と人工の歯肉（義歯床）を固定させるというものでした。

この方法ですと、クラスプがかかる歯に負担がかかって傷めやすくなったり、クラスプの周辺に細菌がたまりやすく歯周病にかかりやすくなったり、進行しやすくなったりするデメリットがありました。

そうしたデメリットのない、新たなタイプの入れ歯がノンクラスプの入れ歯です。

●ノンクラスプデンチャー（審美義歯）

入れ歯のクラスプが気になる方におすすめしたいのが、ノンクラスプタイプの部分入れ歯（デンチャー）です。

ポリアミド（ナイロン）、ポリエステル、ポリカーボネートなどのやわらかな素材で作られており、少々曲げても割れることはありません。硬い素材の入れ歯を使い続けると、歯茎の骨がどんどんやせてなくなっていきますが、このタイプの入れ歯ならそのような心配も軽減されます。

また、金属をまったく使用していないため、金属アレルギーを起こす心配もありません。

義歯床が歯茎と同じピンク色なので、装着していても目立たず、部分入れ歯と気づかれにくいというのが最大のメリットです。

反面、素材の関係から２～３年しかもたず、その都度作り直す必要があったり、すべての部位の部分入れ歯に使用できるわけではなく、使える症例に限りがあったりといったデメリットもあります。

ただし、人のあごの状態は1年1年変わっていくものです。そう考えると、作

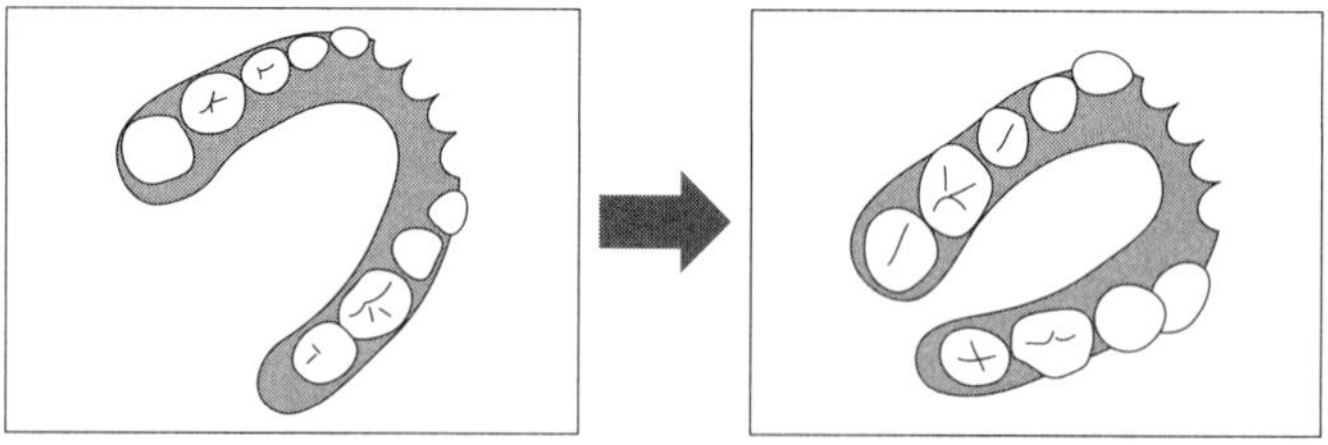

審美義歯の柔軟性

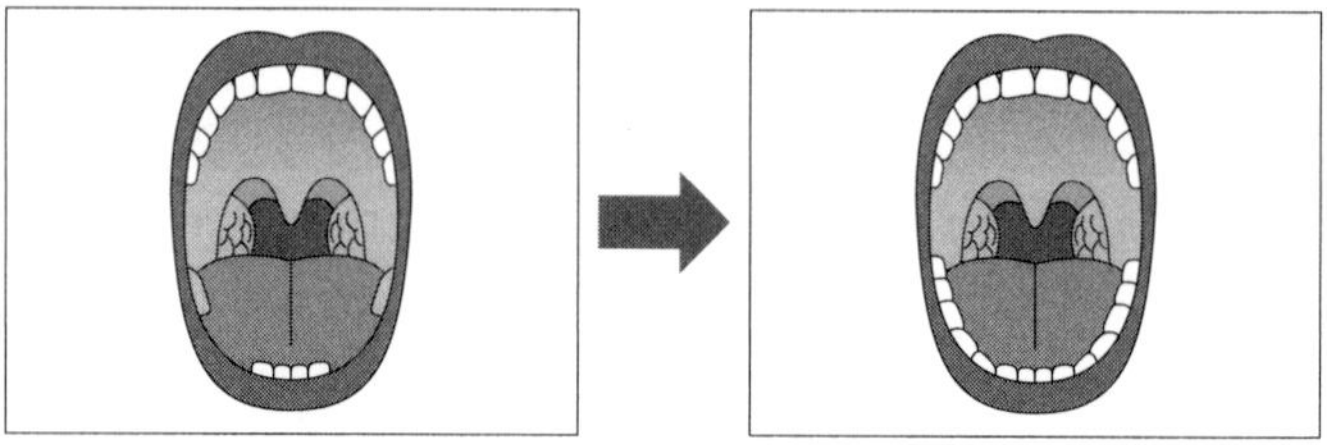

審美義歯　使用前と使用後

り直すたびにそのときどきの自分に合った入れ歯を使えることになるので、コスト的に問題がなければ悪くない選択肢なのではないでしょうか。インプラント治療ができない方や怖い方におすすめです。

●咬耗した歯に高さを持たせるジルコニアのクラウン

ワカコさんはここ数年で唇が薄く貧弱になったという悩みをお持ちですが、それも歯周病と、歯の咬耗によって高さが低くなったことによります。

咬耗した歯を美しくよみがえらせる方法として、ジルコニアのクラウンを被せる方法があります。

咬耗した部分の歯を削ってクラウンを被せることにより、低くなっていた歯を高くすることができるのです。

歯周病の治療をするとともに、ノンクラスプの入れ歯を入れ、咬耗していた歯にセラミックのクラウンを被せたワカコさん。

「歯がない状態にしておくのはよくないと知ってはいましたが、父や母が入れ歯をはめたり外したりしているのを見るたび、『こういうのが口の中に入っているのは煩わしいだろうな』と思い、ためらっていました」

ところが、ノンクラスプタイプのものにしてみたところ、まったく違和感なくお口になじむのに驚いたのだそうです。

「よく噛めるようになり、食べ物がおいしく感じられるようになりました。入れ歯を入れるのに抵抗のあるお友達にも、教えてあげたいです」

しっかりと上下の歯が噛み合うようになってきたことで、ワカコさんのお顔の筋肉が鍛えられ、お肌の血行がよくなったのでしょう。「へ」の字に下がっていた口角が上がり、マリオネットラインも薄くなってきました。

中でもワカコさんが一番うれしかったのは、咬耗した歯にジルコニアのクラウンを被せることで歯に高さが出て、薄くて貧弱だった唇がふっくらした感じになってきたことです。

また、歯が2本なかったお顔の左側がたるんだ感じになっていたのが、引き締まってきたことにも驚かされました。

「もう年齢が年齢だから、何をやっても無駄かも、と思っていたのですが、お口の中を整えるだけでこんなに違ってくるものなのですね。家族やお友達からも『表情が明るくなって若返ったね』と言われています。これからももっときれいになれるんだ！と自信がつきました。美容の施術を受ける土台ができたので、早く次に進みたい気持ちでいっぱいです」

ワカコさんが受けた施術は次の通りです。

① 歯周病の治療…歯周剝離掻爬術とレーザー治療およびペリソルブ・PDT
② ノンクラスプデンチャー（審美義歯）を入れる
③ 咬耗した歯にジルコニアクラウンをかぶせる

【ユウカさん（33歳）の場合】

ユウカさん（33歳）は、子供のころから歯並びが悪いことに悩んできました。

独身のころ、母親のワカコさんから「矯正の治療を受けてみたら？」とすすめられたこともありましたが、当時の矯正治療は金属のバネを使うのが主流で、時間も長くかかることから治療に踏み切れなかったそうです。

他にもエラが張って顔が大きいこと、笑うと歯茎がむき出しになってしまうことなど、お顔にコンプレックスを持っています。

最近ではあごがカクカクしたり、痛くてうまく食べ物が噛めなかったりということも起こってきました。

●噛み合わせの矯正で目が大きくなることも！

最近、ようやく日本でも歯並びの美しさに注目が集まるようになってきました。

この本のプロローグで噛み合わせの正しさが、美容と健康に深く関わるというお話をしましたが、実際に矯正を受けた患者様の中には、お肌がきれいになったり目が大きくなったりした方がたくさんいらっしゃいます。

噛み合わせが矯正されることによって、食べ物をしっかり噛めるようになり、唾液の分泌量が増えます。唾液は「天然のクリーム」ともいわれて、美肌と深い関係があります。

また、お顔にはたくさんの筋肉がありますが、これらの筋肉は食べ物をしっかり噛むことで鍛えられ、しなやかな状態を保つことができます。

噛み合わせが正しくなることでお顔の筋肉がやわらかくなり、目が開きやすくなるのです。

歯並びがきれいになって口元が整うことによって、自分自身への自信が生まれて、容貌が美しく変化していくということもあるでしょう。

もし、歯並びにコンプレックスをお持ちなのであれば、矯正をされることをおすすめします。

●歯列矯正は進化している！

以前より歯列矯正がポピュラーになったとはいえ、従来の矯正治療は目立つ器具を長期間使わなければならず、おいそれとは手の出せないものでした。

マルチブラケットという装置を使うもので、それぞれの歯の頬の側、あるいは舌の側にブラケットと呼ばれる矯正用ワイヤーを通すための装置を取り付けます。

そこに弾力性のあるワイヤーを通すことで、歯を動かしたり、ワイヤー上で歯をスライドさせるように動かしたりすることで、歯並びを整えていきます。

この方法は、確実に歯を動かすことができるというメリットがある反面、ワイヤーが外側から見えるため、見栄えが悪く、歯をみがきづらい、装置が唇の内側や頬の粘膜に当たって、傷ができたり痛みが起こったりするデメリットもあります。

こうしたことを背景に、これまでマルチブラケット装置に代わる目立たないマウスピース型の矯正装置のアイディアが、数多く考案されてきました。

当院では海外製のものと国内製の2種類のマウスピース型矯正を導入しています。

●海外のマウスピース型矯正装置①

海外のマウスピース型矯正はアメリカのアライン・テクノロジー社が、３次元的に矯正治療で歯が動いていくところをシミュレートできるソフトと、独自の光造型技術を組み合わせて開発した治療法です。

１９９９年にアメリカ、２００１年にヨーロッパで販売を開始し、日本でも２００８年に薬事法上の許認可を取得して治療に使えるようになりました。海外でもシミュレーションソフトを使ったマウスピース矯正の会社が設立されています。

マウスピース型矯正では、最初に矯正完了の期限がわかります。完了に向かうまでのシミュレーションソフトを使うことで、いつ完了するのかが明確になります。

（図１）は矯正のシミュレーションが示されています。

このように段階を追って時間をかけて完了形に持っていくためのシミュレーションが作成でき、それに基づいてマウスピースを作ります。

マウスピースは２週間に一度交換するため、1年３６５日として1年でおよそ26本のマウスピースが必要になります。

最初に全部のマウスピースを作ってしまい、それを２週間で交換することで、マウスピースに合わせて段階的に歯並びが変わっていくという、画期的な矯正法です。

最終的には図２のようにきれいなマウスピースに歯並びが合ってきます。

従来のワイヤーの矯正では、きれいな歯並びになるまでの期間を読むことができませんでした。

でもこの方法なら、あらかじめ期間が設定で

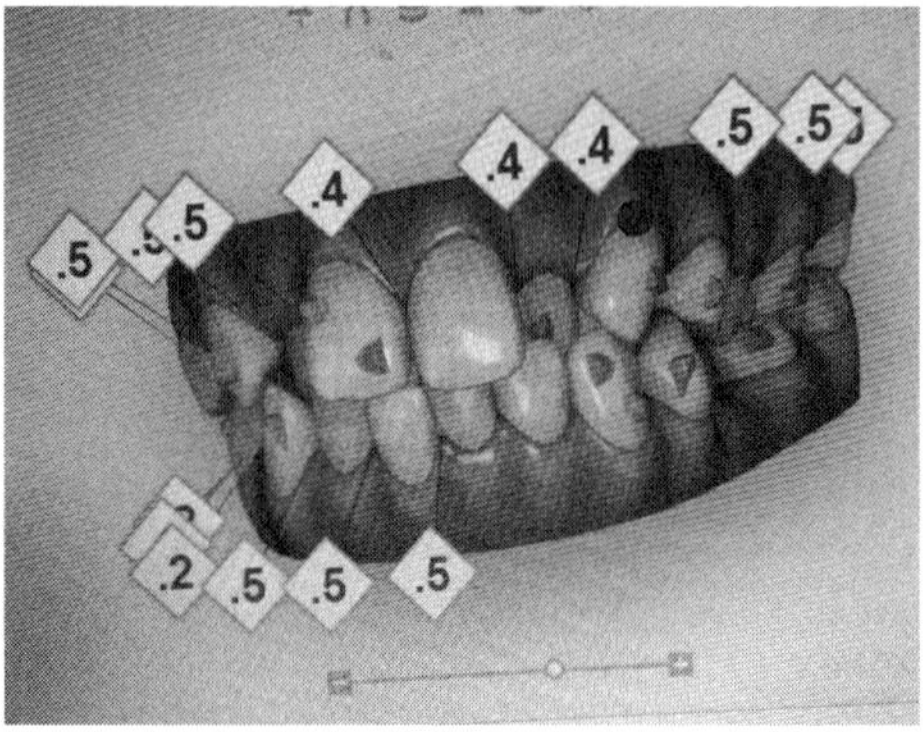

図１

きます。

たとえば1年2か月後に結婚式を控えていたり、学生さんで2年後に就職試験を受けたりと、イベントが予定されている人にはぴったりの矯正法です。

●国内のマウスピース型矯正装置②

国内のマウスピース型矯正装置も海外のマウスピース同様、3週間でマウスピースを交換していく矯正法です。

国内のマウスピースのメリットは、小さな部分の矯正の場合、海外のものよりもコストが安価なことです。

そのため当院では大がかりな矯正が必要な患

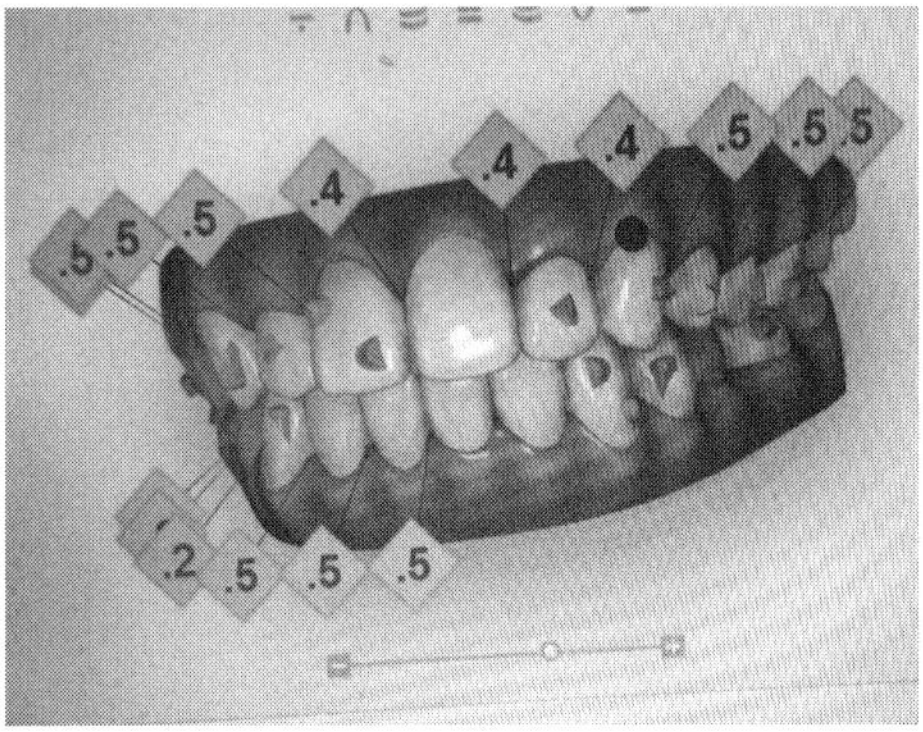

図2

者様には海外のマウスピースを、小さな矯正ですむ患者様には国内のマウスピースをおすすめしています。

ワイヤー矯正をしたものの、また歯が動いて元の状態に戻りかけているという方にも有効です。少しのズレの矯正なら、一年かからずに終わることができます。

●マウスピース型矯正のメリット

矯正用マウスピースは薄くて透明なので、人に気づかれにくいというメリットもあります。

ただし食事はできないので、会食の予定があるときはあらかじめ外しておくようにします。食事が終わってから歯をみがいてまたはめるようにするといいでしょう。

「食事のときにマウスピースを外さなければならない」というのは、一見するとデメリットのようですが、裏を返せば「はめたり外したりが面倒だから間食しなくなる」ということにつながります。

実際に患者さんの中には「これを使い始めてから、間食の頻度が減りました」という方が数多くいます。

「歯の矯正をしたつもりが、思いがけずダイエットまでできてうれしかった」とおっしゃる方も多いです。

また、取り外しができるので常に歯をきれいにみがけたり、矯正中であってもホワイトニングができたりするというメリットもあります。

歯の矯正をすることで、唇の形が美しくなったり、あごの輪郭がシャープになったりといった、美容的な効果が得られることも多いのです。

また、噛み合わせのバランスが取れるようになるため、唾液の分泌が促されて、肌質が改善され美肌になることも期待できます。

ストレスなくきれいになれる、素晴らしい矯正法と、自信を持っておすすめできます。

「目立たないマウスピースで矯正ができるなんて、いい時代になったものですね！」とユウカさん。針金が目立つのがイヤで、矯正に踏み切れなかったユウカさんにとって、マウスピース型矯正は朗報以外のなにものでもありませんでした。

同じように歯並びの悪さに悩んでいたお友達が、従来のマルチブラケット法で5年がかりでようやく矯正を終えたと同時に、海外のマウスピースを使った治療を選択したユウカさんは2年で歯並びがきれいになりました。

「歯並びが悪かったころは、思い切り笑うことができず、手で歯を隠したり、なるべく口を大きく開けないようにしたりしていました」

ユウカさんにとってはそれが大きなストレスになっていたとか。

表情豊かに、華やかな笑顔を見せてくれるユウカさんからは、そんな過去はみじんも感じられません。

●親知らずの抜歯とメソセラピー（脂肪溶解）

さて、ユウカさんにはお顔が大きいという悩みがあります。その原因となっているのは、歯の嚙み合わせが悪いところに、親知らずが残っていたことでした。

ユウカさんのお口の中には、頬の裏側に歯を食いしばるクセのある人にできやすい、線ができていました。

親知らずを食いしばってしまうために、エラが張ってお顔が大きくなってしまっていたのです。

そこでまずは不要な親知らずを抜歯しました。

歯を食いしばるクセのある人で、頬の内側に脂肪がついている人は、往々にして頬の内側の肉を嚙みやすいものです。

ユウカさんにお尋ねしたところ「よく嚙んでしまいます」ということだったので、頬の内側の脂肪を溶かす、メソセラピー（脂肪溶解）の注射をすることにしました。

●メソセラピーとは？

メソセラピーは、脂肪に直接植物由来の溶液を注射して脂肪分を溶かして減らし、除去する美容法です。除去された脂肪細胞は尿とともに体外に排出されます。

歯科の分野ではお口周りの脂肪除去や、二重あごの解消を希望される患者様に施術させていただいています。


ただ、決して間違えてはいけないことがあります。

それは、この治療は「たるみ解消の治療ではない」ということです。あくまで頬の内側のお肉が多い方に向いた治療法であって、年齢によるたるみに悩んでいる方のためのものではありません。

たるみに悩んでいる方がこの施術を受けると、かえってたるみがひどくなってしまいます。

そのあたりは、ドクター側がしっかりと患者様のお顔を見て、判断しなければなりません。

　お口の内側の脂肪が厚く、ほっぺたをよく噛みやすい方には、ぜひお勧めしたい施術です。噛んだり、尖った歯の側面などに当たったりして粘膜が傷つくと、がん化しやすくなってしまいます。

　美容外科や美容皮膚科などでは、脂肪溶解は皮膚の側からアプローチすることが多く、この治療はほとんど行っていません。

　お口の中からのアプローチは、歯科医だからこそ行うことができる施術です。どの部分の脂肪に注入するかという的確な判断も、日ごろから口腔内という狭い

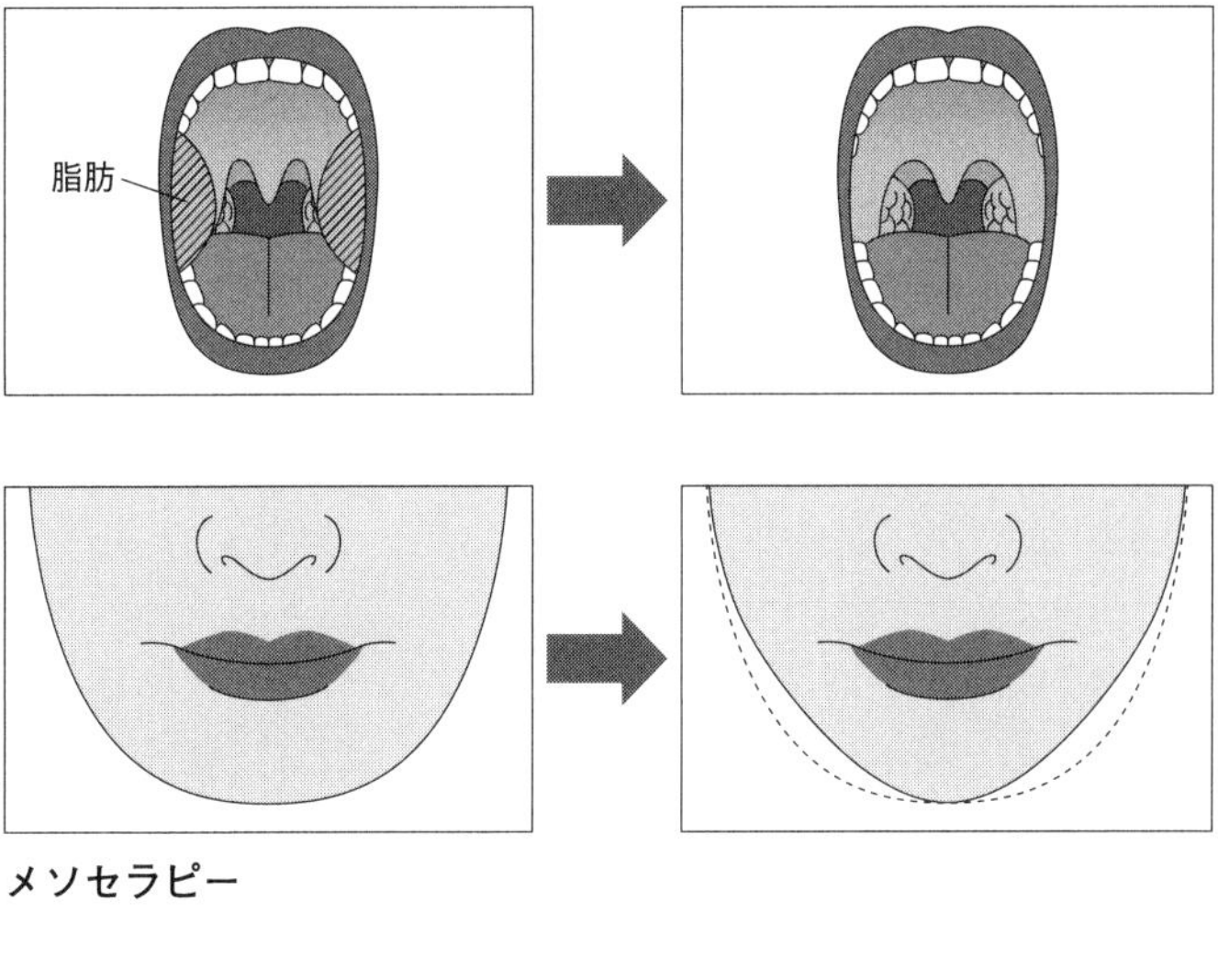

メソセラピー

領域を扱い慣れている歯科医だからこそできることでもあります。

また、お口の中から注射することで、ほとんど痛みを感じずにすむ上、効果の出方が早いというメリットがあります。

男性・女性を問わず、歯科での治療なら、敷居が低くて受けやすいのではないでしょうか。


脂肪溶解注射の成分は、クルミや海藻の油、それにアデノシン三リン酸というアミノ酸です。安全性が高く、注射した部位が腫れることもないので、安心して施術を受けていただくことができます。


親知らずを抜き、脂肪溶解の注射を受けたユウカさん。

「この2つでフェイスラインがかなりすっきりしました。親知らずがしっかり生えているせいで食いしばってしまい、歯並びがわるく、その結果としてエラが張っていたとは、先生に指摘されるまでまるで気づきませんでした。『脂肪溶解の注射』という文字を見ると、ちょっと怖い感じがしますが、実際は蚊に刺される程度で、あっけないくらいでした」

さて、ユウカさんはあごがカクカクしたり、食べ物を噛んだとき、たまに痛みを感じることがありました。

これも親知らずが強く当たっていたことによる噛み合わせの悪さから、顎関節症になっていたことがわかりました。

●顎関節症

顎関節症は食べ物を噛んだり口を開けたり閉めたりする際に、あごを動かす筋肉に痛みを感じたり、あごの関節（顎関節）に痛みやカクカクいう音を感じたりする病気です。

顎関節症の原因はいくつかありますが、

① 歯ぎしりや食いしばり
② 噛み合わせが左右で異なっている
③ 精神ストレス
④ 顎関節の変形
以上４つに集約されます。

このうち最も変化がわかりやすいのが②の噛み合わせが左右で異なる場合です。たとえば歯の高さが違っていて噛み合わせに不都合が生じている場合、数ミクロンの調整をするだけで治ることがあります。治療から1週間ほどで改善が見られます。

③の場合、もともとの原因であるストレスを取り除くことが必要になります。そのストレスがどこから来るのか、すぐに解消できるものなのかどうかで、回復までの時間が異なりますが、場合によっては顎関節症の原因が精神ストレスとわかったことで、改善するケースも見られます。

①の歯ぎしりや食いしばり、④の顎関節の変形が原因となっている場合は、レーザーで顎関節を温めたり、筋肉をゆるめる薬を使ったりします。

ユウカさんの場合、食いしばりが強く、親知らずを嚙み込んでいたので抜歯とレーザー治療により顎関節症が改善しました。

残るはガミーフェイスの治療ですが、こちらはＰａｒｔ２（美容編）で詳しくご説明します。

ユウカさんが受けた治療は以下の通りです。

①　マウスピースによる矯正
②　親知らずの抜歯
③　メソセラピー（脂肪溶解）の注射
④　レーザーによる顎関節の治療
⑤　ボトックス注射

【アンリさん（28歳）の場合】

アンリさんはだいぶ前から、熱いものや冷たいものを食べると歯がしみる感覚がありましたが、いわゆる「知覚過敏」なのだと思い込んでいました。

お口の中を診察したところ、知覚過敏もところどころにありましたが、酸蝕症の症状も出ていました。

「酸蝕症なんて、初めて聞きました」と目を丸くするアンリさん。最近、知られるようになってきた病気なので、ご存じない方が多いようです。

酸蝕症は酸によって歯がすり減っていく病気です。アンリさんは、いつの頃からか笑ったときに上の前歯が小さくなって見えなくなったので、変だなとは思っていたけれども、歯がすり減っているのが原因とは思わなかったそうです。

健康志向で黒酢を飲む習慣があったことが、酸蝕症の原因の一つと思われます。

また、もう一つの悩みである歯が黄色いことも酸蝕症が影響しています。

●酸で歯の表面が溶ける「酸蝕症」

最近、知られるようになってきた歯の病気の一つに「酸蝕症」があります。

酸蝕症は酸によって歯が溶ける疾患です。虫歯や歯周病のように細菌を原因としたものではありません。また歯ぎしりによる歯の咬耗とも異なります。

本来、溶けるはずのない歯の表面が溶けて、前歯などがペラペラに薄くなっているので、歯科医はすぐ判断がつきます。

歯ぎしりや食いしばり、硬いものを噛むことによって歯が咬耗していると認識して治療をされているケースも多いかも知れません。

酸蝕症の患者さんの数は急増してきていますが、その原因として考えられるのは、

① 清涼飲料水の過剰摂取
② 健康増進のためのクエン酸や、ワイン摂取量の増加
③ 逆流性食道炎の増加

などです。

口の外から入って来た酸性の飲食物や、身体の中からの酸（胃液）によって歯のエナメル質が溶け、以下のような症状を起こします。

・知覚過敏になり、ものを食べたり飲んだりすると歯にしみる

・歯が透けて見える
・歯の色が黄色く変色する
・前歯の先が欠ける
・歯が細くなったり、薄くなったりする
・歯の噛み合わせ部分が平らになる

これらのうちどれか当てはまるものがあったら、酸蝕症の可能性があります。早めに歯科を受診してください。

私たちの口の中は通常、ｐＨ６・８～７・０の中性に保たれています。ところがものを食べたり飲んだりするとｐＨ値が下がって、お口の中が一時的に酸性になります。酸の影響で、歯は一時的にエナメル質が溶けた状態になります。

酸っぱいものを食べたり飲んだりしたとき、歯がきしむような感覚を覚えたことはありませんか？　それは酸がエナメル質を溶かしているためです。

普通に食事をしているだけでも、お口の中は酸性に傾いて一時的にエナメル質が溶けます。それを修復するのは唾液です。

唾液に含まれる成分によってエナメル質の再石灰化が起こり、歯は元通りになります。

　ところがお口の中に常に食べ物や飲み物が入っていると、ｐＨ値が下がって酸性の状態が続いてしまいます。すると歯のエナメル質が修復される時間がないため、歯は溶ける一方となり、酸蝕症を起こしてしまうのです。

　虫歯はプラークで作られた酸が原因で歯を溶かします。そのため、虫歯はプラークのつきやすい歯の溝や、歯と歯が隣り合っている面、歯と歯茎の境目など、狭い範囲で起こってきます。

　ところが酸蝕はお口の中全体に広がるので、溶ける範囲が広く、その分、気づきにくいのです。

　自覚症状が出たときには、酸蝕症がかなり進んだ状態になっていることがほとんどです。

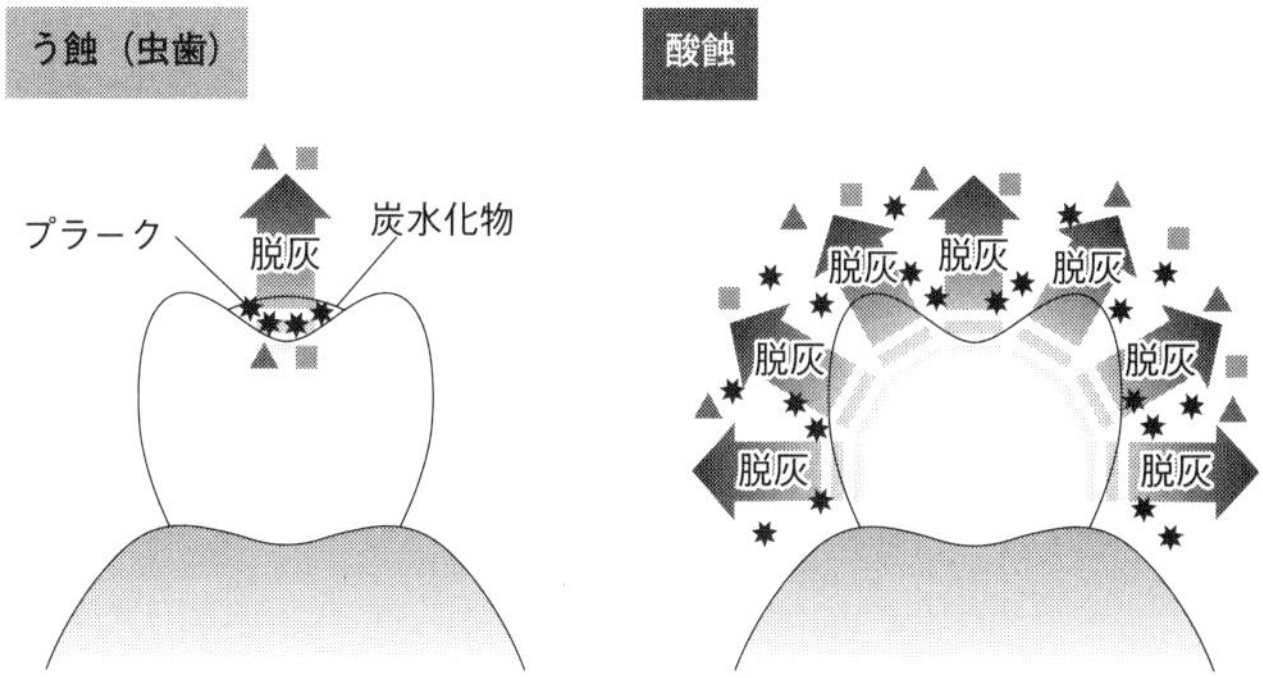

虫歯と酸蝕の違い

酸蝕症を放置すると、歯が小さく薄くなるだけでなく、唇が薄くなるなどお顔にも変化があらわれます。歯の噛み合わせが弱くなるので、噛む力が弱くなり、肌のハリをなくすことにもつながります。

笑ったときに前歯が見えなくなったり、前歯のふちが欠けてきたり歯がしみると感じたりしたときは、歯科を受診するようにしましょう。

酸蝕症になると歯のエナメル質が溶けることによって、中にある象牙質が見えてきます。象牙質は黄色い色をしているので、酸蝕症になるとアンリさんのように、歯が黄ばんできたように感じられることがあります。この黄ばみはホワイトニングでは解決できにくいのです。

●酸蝕症の予防法

酸蝕症を予防するには、お口の中が酸性に傾いている時間をなるべく短くすることです。

具体的には、
・だらだら飲んだり食べたりしない
・酸性の飲み物や食べ物を過剰に摂らない
・酸性の飲食物を摂った後はうがいをするか、お茶や水でお口の中を中和させる
・酸性の飲食物を摂った後、すぐに歯みがきしない
（歯のエナメル質がやわらかくなった状態なので、すぐに歯みがきをすると歯が削れてしまいます。歯みがきを食後30分以内にするのは、避けるようにしましょう）
・逆流性食道炎の治療をしっかりする
（嘔吐した後は、しっかりお口をゆすぐようにする）

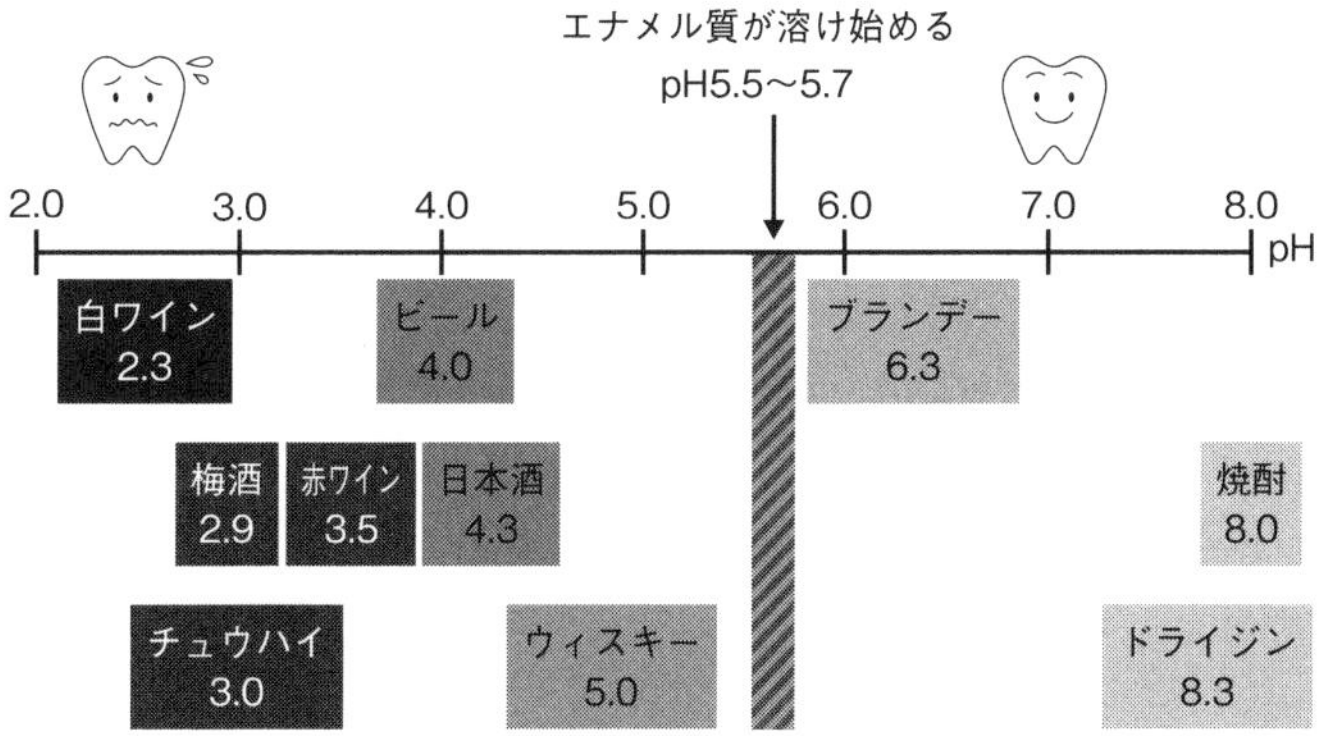

お酒のpH値（あくまで参考値です）

特に要注意なのは、お酒を飲む習慣のある人です。

お酒を飲むときは長時間になりがちですね。その分、お口の中が酸性に傾く時間も長くなります。

醸造酒の中でも白ワインはｐＨ値が最も低いので、注意が必要です。

また、野菜ジュースやフルーツジュース、飲むお酢なども、健康にいいイメージがありますが、それが必ずしも歯にいいとは限りません。

ｐＨ値の低い飲み物を大量に摂るのはやめるようにしましょう。

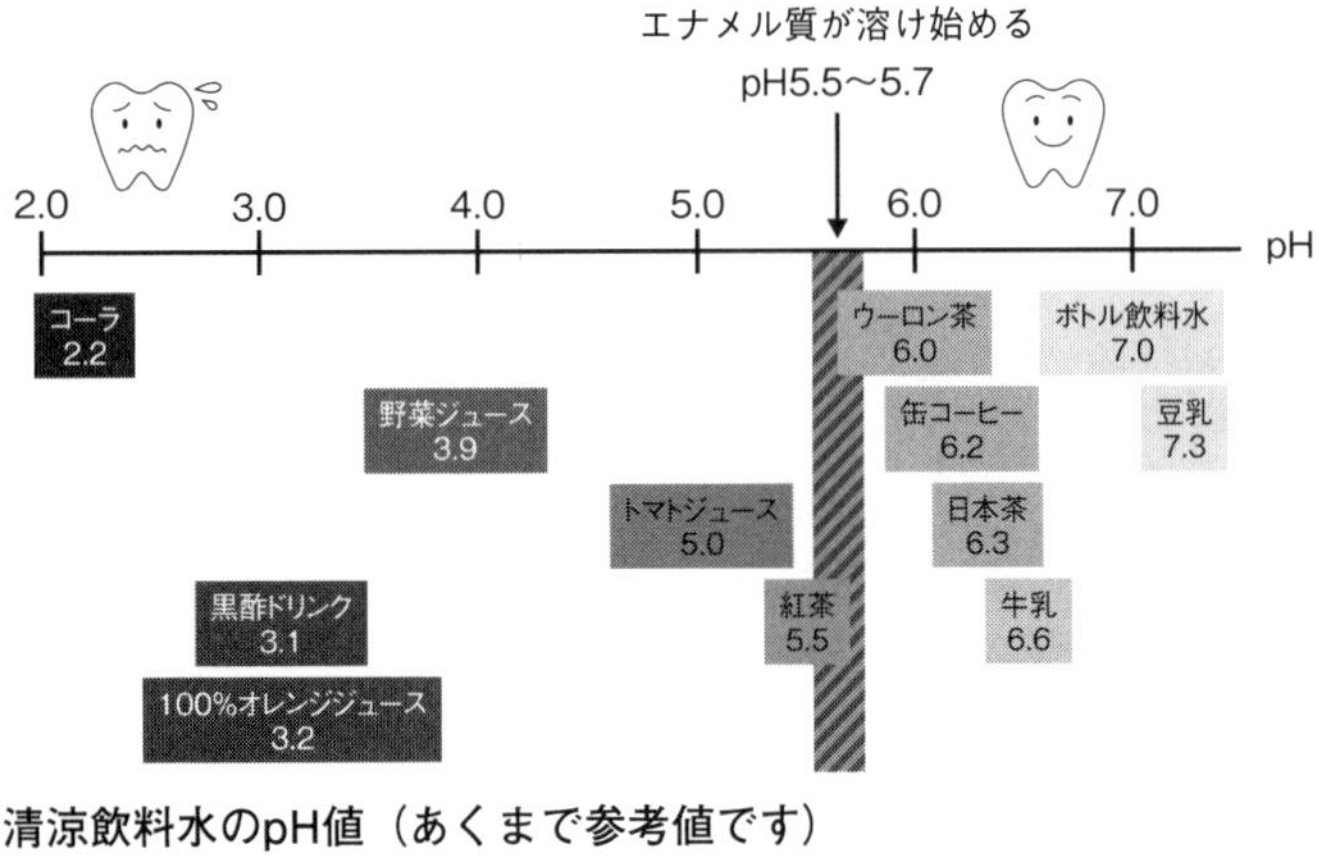

清涼飲料水のpH値（あくまで参考値です）

アンリさんは黒酢を飲む習慣があるほか、白ワインが大好きで、週末に友人と何時間も飲んでいらしたそうです。

酸蝕症の原因になっていることが考えられるため、その習慣も見直していただくよう、お願いしました。

生活習慣を改善するとともに、すり減った歯を美しくよみがえらせる施術を提案させていただきました。

●酸蝕症の治療法

酸蝕症の患者様には、食習慣や生活習慣を改めていただくようお話しするほか、症状に合わせて以下の治療を行っています。

・知覚過敏だけの場合

まだ知覚過敏だけの段階では、歯を強くして再石灰化を促すためにフッ素や、しみにくくするための薬を塗ります。レーザーを使うこともあります。

酸蝕の範囲が浅い場合は次の方法をとります。

●ラミネートベニア、スーパーエナメル、ジルコニアクラウン

歯がすり減っている方には、ラミネートベニアやスーパーエナメルという、セラミックを貼り付けて、美しくよみがえらせる方法があります。

ラミネートベニアとは、歯の表面のエナメル質を削って、セラミック素材でできたシェルを、特殊な樹脂系のセメントで接着する歯の審美的修復法です。付け爪のようなものと考えていただくと、イメージしやすいのではないでしょうか。

通院は2～4回程度で終わることが多いため、時間をかけずに歯をきれいに見せることができるようになります。

スーパーエナメルは歯の表面を削らずにすむので、ラミネートベニアよりもさらに

ダメージの少ない治療法です。

また、内部にジルコニアを、外側にセラミックを使用したジルコニアクラウンという、審美性と強度に富む被せ物もあります。

いずれの治療法も、歯がすり減っている方のほか、ホワイトニングをしても歯が白くならない方や、テトラサイトクリン歯という薬物によって歯がグレーになっている方にもぜひおすすめしたい治療法です。


アンリさんはすり減った歯の症状が軽かったのでラミネートベニアとジルコニアクラウンで治療することにしました。

「えっ！　これが私の歯!?　こんなにきれいになるなんて！」というのが、治療を終えて鏡を見たアンリさんの第一声です。

真珠のように輝く歯が、そこには映し出されていました。

「思い切って治療して、本当によかったです！」とアンリさん。

アンリさんはさらに鼻の下が長いこと、歯と歯茎の色が悪いことで悩んでいました。

その悩みも歯科で解消できることをお伝えしました。この施術については、Part2（美容編）でご紹介させていただきます。

アンリさんが受けた治療は以下の通りです。

①酸蝕症の予防としての食生活改善
②すり減った歯をよみがえらせるラミネートベニア、ジルコニアクラウン
③上唇小帯の切除
④ケミカルピーリング（フェノールアルコール）

●これからは「デンタルエステ」の時代！

ここまで4人の女性たちの歯科治療をご紹介してきました。

「えっ⁉　歯科でこんなことまでできるの？」と驚かれた方も多いのではないでしょうか。

これからの歯科は、歯や歯茎の治療だけにとどまらず、お口周り全体をトータル的

にケアすることが求められるのでないかと、私は考えています。

4人の女性たちは、お口の中の治療が終わり、これから「本当の美しさ」を手に入れるスタートラインに立ったところです。

続くPart2（美容編）では、さまざまな施術を取り入れることによって、女性たちがさらに輝いていく様子をご紹介しています。

治療からだけのアプローチではなく、お口の中からより美しくなるためのそのアプローチは「デンタルエステ」と呼ぶにふさわしいものと自負しています。


現在、多くの歯科クリニックでPMTC（プロフェッショナル・メカニカル・ティース・クリーニング）が行われています。

自分では落とすことのできない汚れや歯石を、歯科医師や歯科衛生士など、歯科に関する専門家が機械や技術を駆使して取るというものです。

こうした広がりが見られるのはとてもいいことですが、私はさらに一歩踏み込んだケアとして、オーラルマニュピレーションという手法をおすすめしたいと思っています。

これはＰＭＴＣのような歯石や歯の汚れを取っておしまい、ではなく、さらにお口の内外の筋肉マッサージやリンパマッサージを含めたトータルなオーラルリフレクソロジーの手法です。

一般のエステティックサロンでは、お口の外側からの施術はできても、お口の中からのアプローチはできません。

本当の意味でのオーラルリフレクソロジーができるのは、歯科だけなのです。

いやいや行く「歯医者さん」ではなく、楽しみに通う「デンタルエステ」の世界を、ぜひ体験してください。

Part2 美容編

●若々しさはお顔の「下半分」で決まる

虫歯や歯周病などの治療がある程度進み、お口の中の環境が改善されたら、いよいよ美容面の施術に入ります。

お口の病気の治療が、患者様お一人お一人の症状に合ったものだったように、美容面の施術も完全オーダーメイドで、患者様に最適なものをチョイスして施術方針を組み立てていきます。

多くの方は、美容医療と聞くと、美容外科や美容皮膚科を連想されることでしょう。ところが、他にも美容医療の施術をできる施設があります。

それが「審美歯科」を標榜している歯科クリニックで、美容外科や美容皮膚科とほぼ同じ治療が受けられる施設もあるのです。

たとえば美肌効果でよく知られるヒアルロン酸の注入や、たるみを解消するためにお肌の直下にスレッド（糸）を入れてリフトアップするスレッドリフトなども、お顔の下半分であれば歯科でも治療ができます。

唇が薄くてお悩みの方は、ヒアルロン酸を入れることでボリュームをつけることによって、若々しくみずみずしくよみがえります。

加齢の影響は、あごや口周り、ほうれい線など、お顔の下半分に出やすいものです。それはみなさまも日ごろから実感されていることでしょう。

鏡の前で、ご自分のお顔のあごから頬に手を当てて引き上げてみてください。それだけでお顔がぐっと若々しくなりますね。

目の周りはメイクを施すことで若々しく見せることができても、お口周りやお顔の輪郭はメイクだけではどうにもできません。

お顔の若々しさは、お顔の下半分で決まるといっても過言ではありませんが、その「下半分」こそ、歯科が得意とする分野なのです。お口の中から効果の高い施術ができるのも、歯科ならではです。

このＰａｒｔ２では、歯科治療を受けて、美しさの土台となるお口の中を整えてきた４人の女性が、美容面の治療・施術を受けて、本来持っていた美しさを取り戻していく様子をご紹介していきましょう。

【ワカコさん（59歳）の場合】

ワカコさんの歯周病は4か月で落ち着きました。

そこで、これからは2か月に一度の通院でプラークや歯石を取り除く治療を続けつつ、しわやたるみなど、美容のほうの施術も受け始めることになりました。

ワカコさんのお悩みは、お顔のしわやたるみが目立つようになり、頬にちりめんじわが広がり、口角が下がっていることでしたが、歯が欠損していたところにノンクラスプデンチャーを入れたり、セラミッククラウンで歯が咬耗していたところに高さを出したりすることで、かなり改善されました。

今後は歯周病の治療を続けるとともに、美容上の必要なケアを受けていかれると、エイジングを遅らせるだけでなく、今よりもずっと若々しくきれいになることができるでしょう。

そんなワカコさんにご提案したい美容メニューは、

① リップエステ
② 唇のヒアルロン酸注入

③　お肌へのヒアルロン酸の注入
④　成長ホルモンの分泌を促すサプリメント
⑤　ビタミンCの点滴
の5種類です。

では、順番にご説明していきましょう。

●リップエステ

リップエステは、唇のしわが気になる方に特におすすめしたいメニューです。

唇は目と並んで、お顔の中では目立つ場所です。笑顔を作るのも唇、さまざまなお顔の表情を演出するのも唇なのです。

唇の色つやがよく、潤いとほどよいボリューム感があると、とても若々しく見えます。

そんな大事な場所なのに、実は20歳くらいから老化が始まっているのです。

理由はいくつかあります。

①　皮脂腺や汗腺がないため、皮脂膜ができない

バリア機能を持つ皮脂膜がないために、水分が蒸発しやすく、カサつきやすく、荒れやすくなります。

②　皮膚の構造が粘膜に近くて、角質層が未発達

角質層には水分を保持する働きがあります。唇にはそれがないので、しぼんだり、ハリを失ったりしやすいのです。

また肌に比べてターンオーバーが早いため（6~7日周期）、めくれやすく縦じわができやすくなります。

③　メラニン色素が少ない

メラニン色素には紫外線を防止する役割があります。メラニン色素の少ない唇は紫外線を防止できないため、色ムラができたり、色がくすみやすくなったりします。

そこでリップエステの登場です。

リップエステには、

①　ハンドマッサージによるエステ
②　機械的な刺激によるエステ
の2種類があります。
特におすすめしたいのが、②の機械によるエステです。

●ポレーション機械を使ったリップエステ

リップケア専用の機械を使い、次のような手順でケアを行います。
1．専用のクレンジングでメイクや汚れを落とします。（1分）
2．イオンクレンジング（3分）

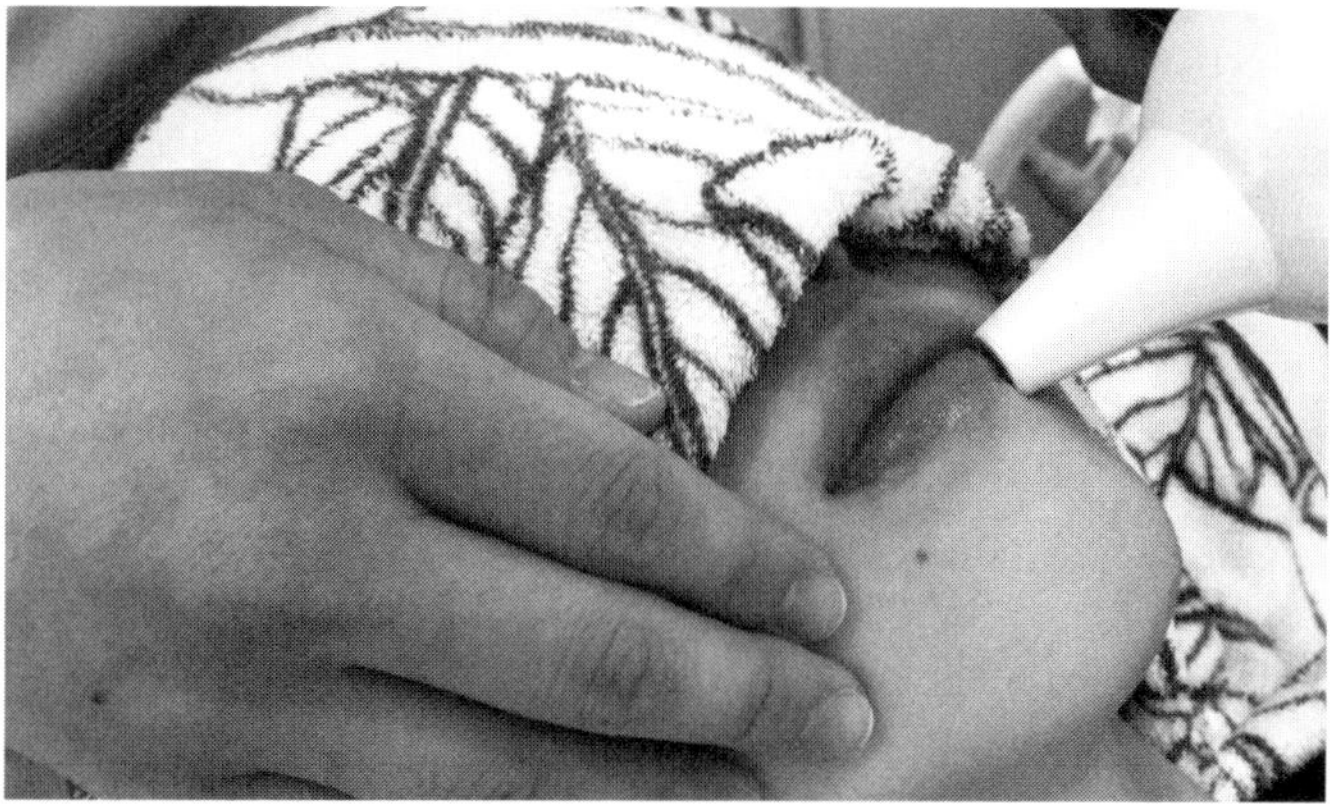

通常のクレンジングや洗顔だけでは落ちにくい毛穴や皮溝に詰まった汚れなどをイオン化し、老化角質などを電気の力で吸着します。プラス、マイナスイオンの働きにより血行も促進されます。

3．イオン導入（3分）

電気の力で美容成分を唇に浸透させます。

4．リップパック（1分）

ヒアルロン酸やプラセンタの有効成分を浸透させ、保湿パックを行うことで唇がふっくらみずみずしくよみがえります。

5．リップパックをしている間（3分）

お口の周りに微弱な電流を流し、細胞を活性化させ、普段鍛えにくい表情筋を引き締めます。口角の引き上げ作用も期待できます。（3分）

6. パックをしている間に、唇周囲のツボを刺激します。（3分）

7. リッピング

ビタミンなどを配合したリップクリームを塗布していきます。（1分）

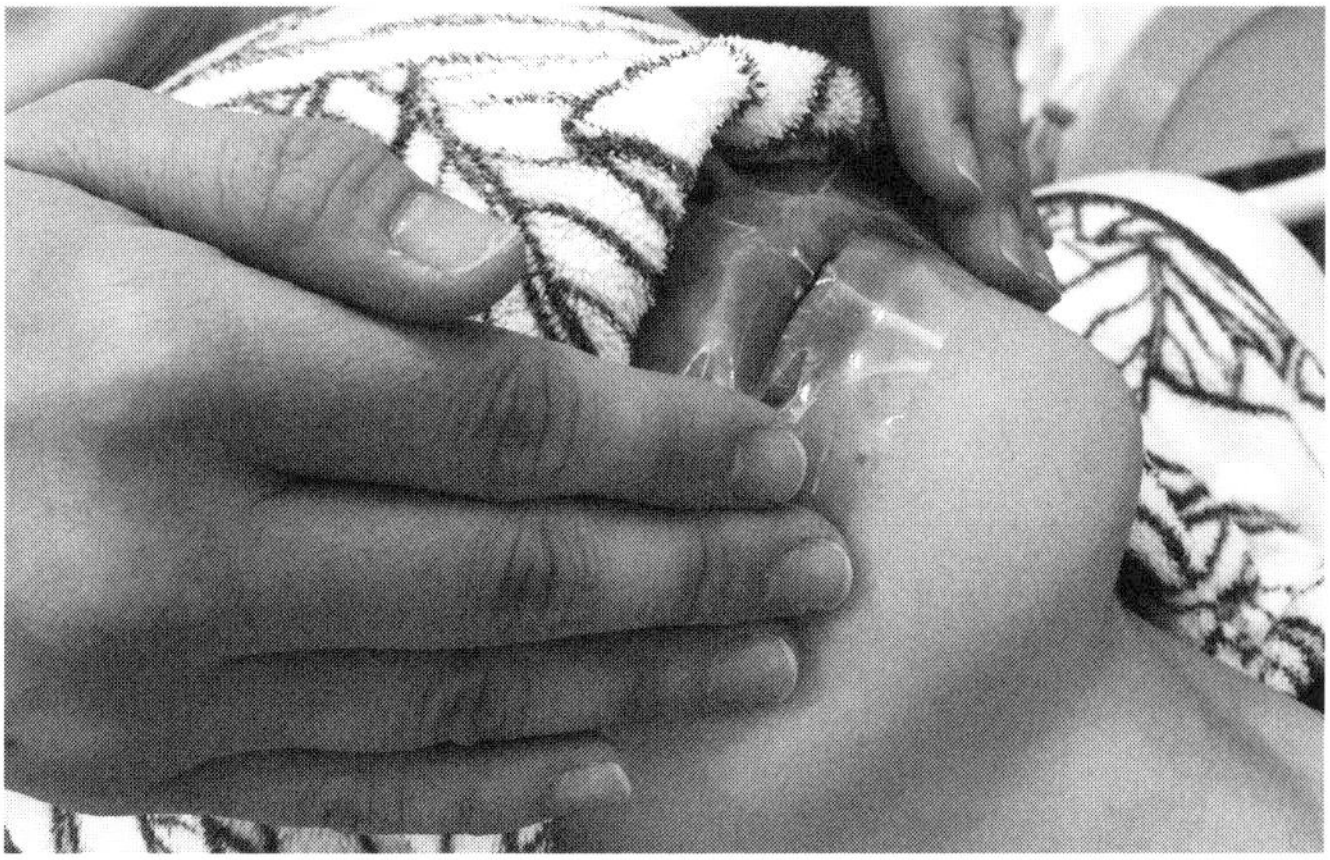

このケアによって、唇がみずみずしくよみがえりますし、このポレーション器機を唇周囲の筋肉にも使用しますので、見違えるように頬がきゅっと引き締まります。

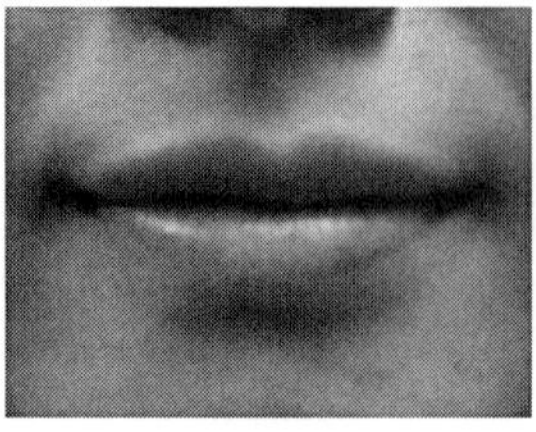

リップエステ前

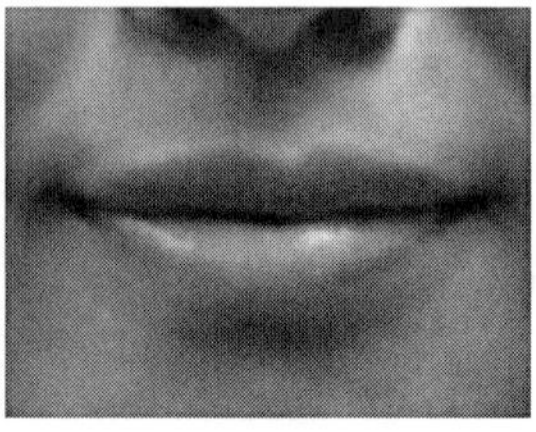

リップエステ後

前ページの例では特に下唇がふっくらしていて、エステ前に目立っていた縦じわがほとんどなくなっています。

リップエステは1回の施術で効果がはっきり出て、1か月は持続します。リップトレーニングのテクニシャンの資格を持ったスタッフが担当するので、安心して施術を受けていただくことができます。

それでも限界がある場合は、唇へのヒアルロン酸注入をおすすめします。唇の形は自由にデザインすることができます。トップを富士山のようにボリュームを持たせたい方もいれば、いわゆる「アヒル口」を好まれる方もいます。下唇をアンジェリーナ・ジョリーのように台形にしたい、全体をふっくらさせたい、年配の方は自然なボリュームを好まれるなど、さまざまな方がいらっしゃいます。

唇ひとつとってもお顔のイメージががらっと変わるので、「年だから」とあきらめることなく、ぜひチャレンジされてはいかがでしょうか。

美しくなることは若い人だけの特権ではありません。50代以上の女性にこそ、唇へのヒアルロン酸注入をおすすめします。

唇のみずみずしさを取り戻すことで、お顔がぐっと華やかになりますよ。

●唇とお肌へのヒアルロン酸注入

ワカコさんは歯周病の影響で左の奥歯が2本なかったためによく嚙むことができず、お顔の表情筋が鍛えられなかったために頰にちりめんじわが出ていました。また、口角が「へ」の字に下がっています。

これに対して私は、頰の1か所から化粧水のようなヒアルロン酸を入れてお肌をふっくらさせる「ヒアルロン酸注入」をご提案しました。

若いころはお肌の角質層に、ヒアルロン酸やコラーゲン、エラスチンといったお肌をみずみずしく保つ物質が豊富に存在しています。若い人がハリやつやのあるお肌をしているのは、そのためです。

ところが加齢とともに女性ホルモンが減少すると、それらの物質がどんどん減っていき、お肌の機能を低下させるためたるみやしわが生じてきます。

ワカコさんのようにやせていて皮下脂肪が少ない方のエイジング肌には、お悩みの部位に体内にもともと備わっているヒアルロン酸と同じ成分の『活性ヒアルロン酸』を定期的に注入することで、お肌をみずみずしくふっくらさせ、老化を防止することができます。

施術は穴のあいた針を使って、直接ヒアルロン酸を注入します。

こう言うと「なんだか痛そうで怖い」と思われるかもしれません。

でも怖がらないでください！　マイクロカニューレという、先端が丸くて非常にやわらかい針を使うことによって、麻酔なしで痛みも出血もなく、お肌の表面を傷つけずに施術を行うことができます。

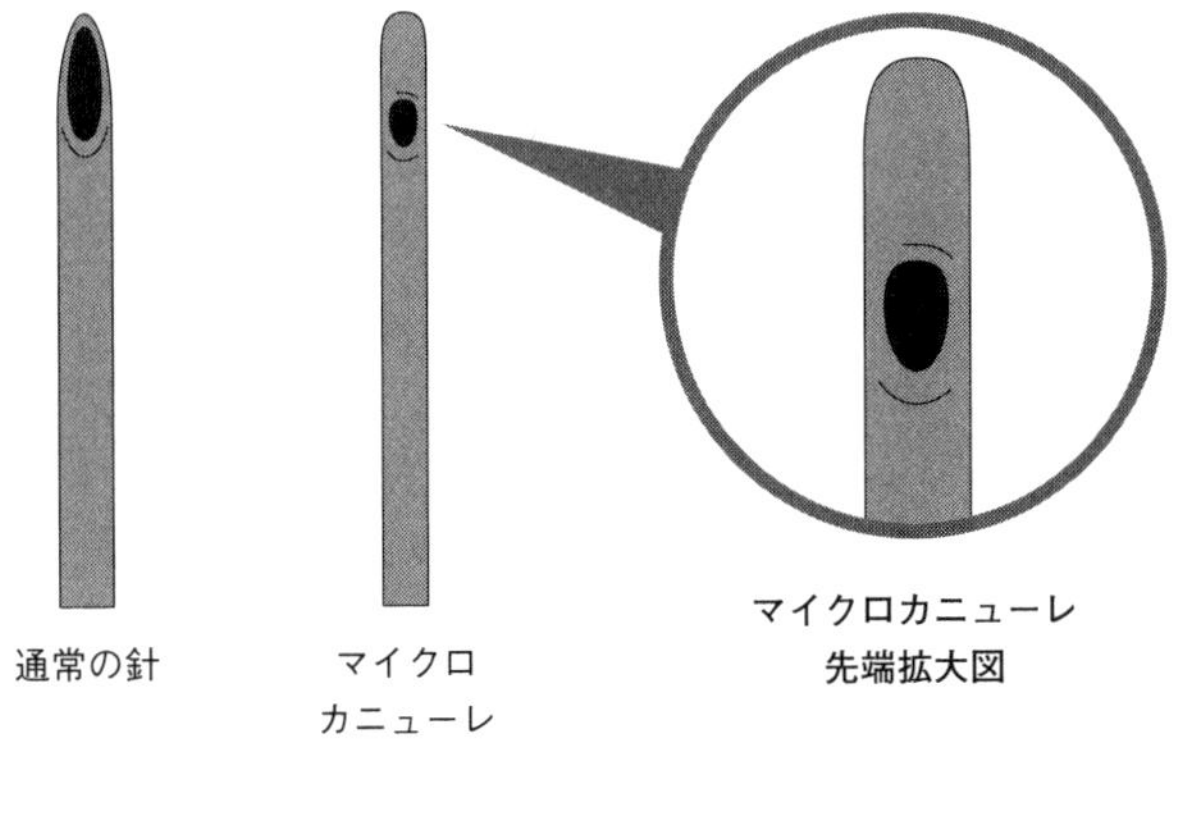

通常の針に比べて、とても先端が小さいのがおわかりいただけるでしょう。

また、マイクロカニューレのいいところは、お肌の下で自由自在に移動させることができる点です。通常の注射で広範囲にヒアルロン酸を注入しようとしたら、たくさんの場所に針を刺さなければなりませんが、マイクロカニューレなら1つの穴から入れるだけで、さまざまな方向にヒアルロン酸を送り込むことができるのです。

歯科分野でヒアルロン酸治療ができるのは、

・ほうれい線（笑ったときに鼻の横にできるしわ）

・マリオネットライン（口角から下に延びるし

※矢印はマイクロカニューレを
挿入し動かす方向

①太い針で穴を開ける
②そこからマイクロカニューレを
挿入する

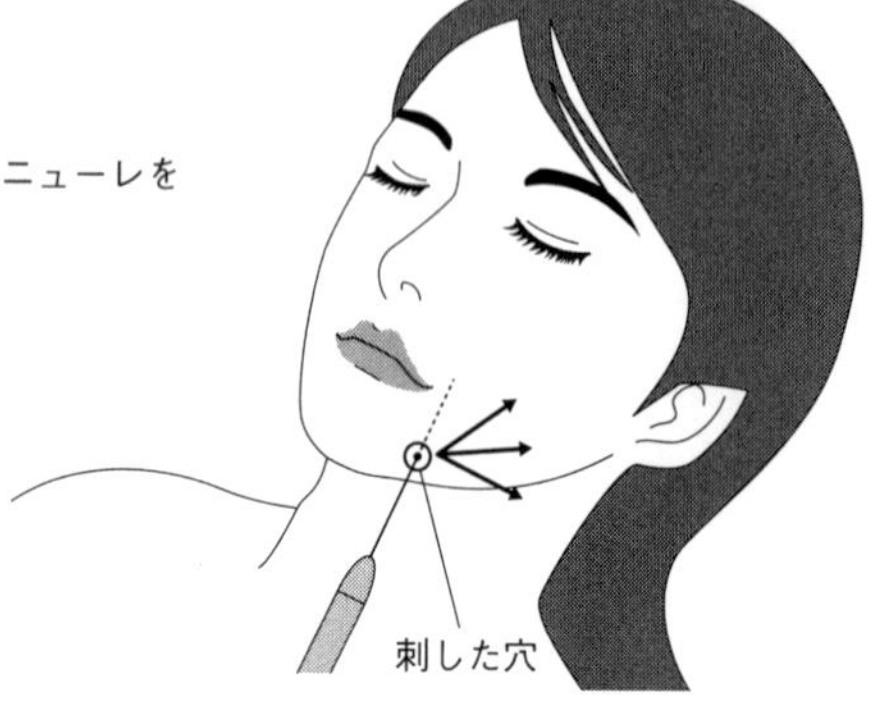

わ）
・唇の縦じわ
・鼻の下のバーコード
・あごの輪郭（ふっくらさせる）
・歯肉・唇のボリュームアップ
などです。

ヒアルロン酸を注入することによって、得られる効果はしわの改善だけではありません。
・お肌に水分を補給してハリとつやを改善させる
・お肌の弾力をアップさせる
・細胞を活性化させてお顔の肌の新陳代謝を活発にする
といった効果も期待できます。
ヒアルロン酸が長くお肌にとどまるので、施術は1年に1度、短くても半年に一度で十分です。

時間がたつにつれてほうれい線が外にあらわれてくるため、効果がなくなったとがっかりされる方がいらっしゃいますが、そうではありません。

いったん皮膚の中に入り込んだヒアルロン酸は、体内に吸収されていき、ヒアルロン酸ドリンクを飲んだのと同じ効果を発揮しています。ほうれい線が出たから効果がなくなったということではありませんので、がっかりしないでくださいね。

なお、お顔がふくよかでほうれい線のお悩みを持っている方には、ヒアルロン酸注入よりも、次にご紹介する「フェイスリフト」のほうがおすすめです。

ヒアルロン酸を入れることにより、お顔が膨張して見えてしまうからです。

●口元をさらにキュッと引き上げる「フェイスリフト」

ワカコさんはさらにお顔のたるみをとってシェイプさせるために、フェイスリフトの施術を受けることにしました。

フェイスリフトとは、突起のある糸を使ってお肌を引き上げる施術です。細い糸が装着された極細の特殊な針をお肌の中に挿入して針を抜くと、糸だけがお肌の下に残ります。

突起のある糸がお肌の下にとどまることによって、しわを改善したり、お肌のハリを促し、口元をキューッと引き上げたりするというものです。

挿入した糸の周りの血液循環がよくなったり、コラーゲンの生成を促したりして、お肌の再生を促進させます。

●若々しさを保つためのサプリメント

エイジングにお悩みの患者様には、サプリメントで必要な栄養素を摂ることをおすすめ

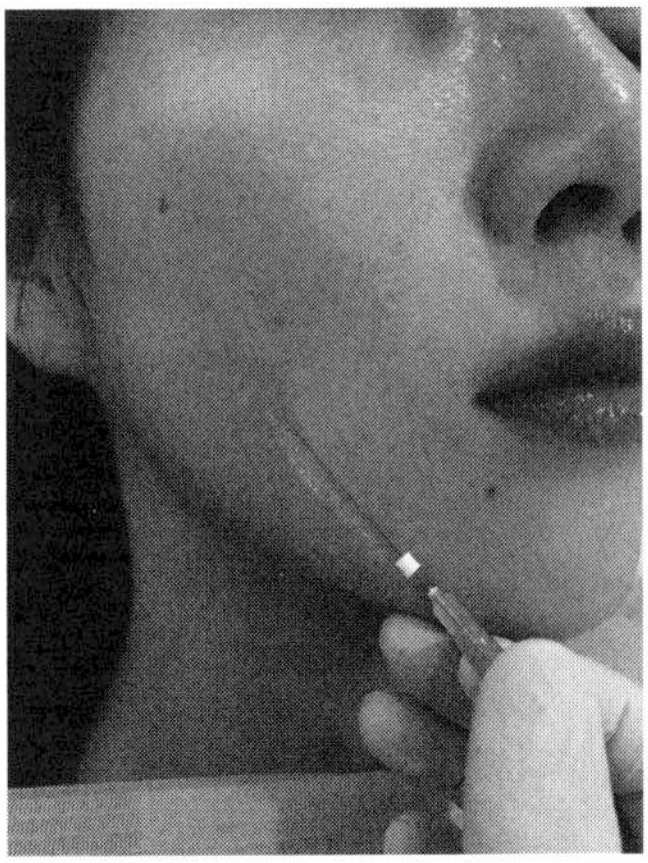

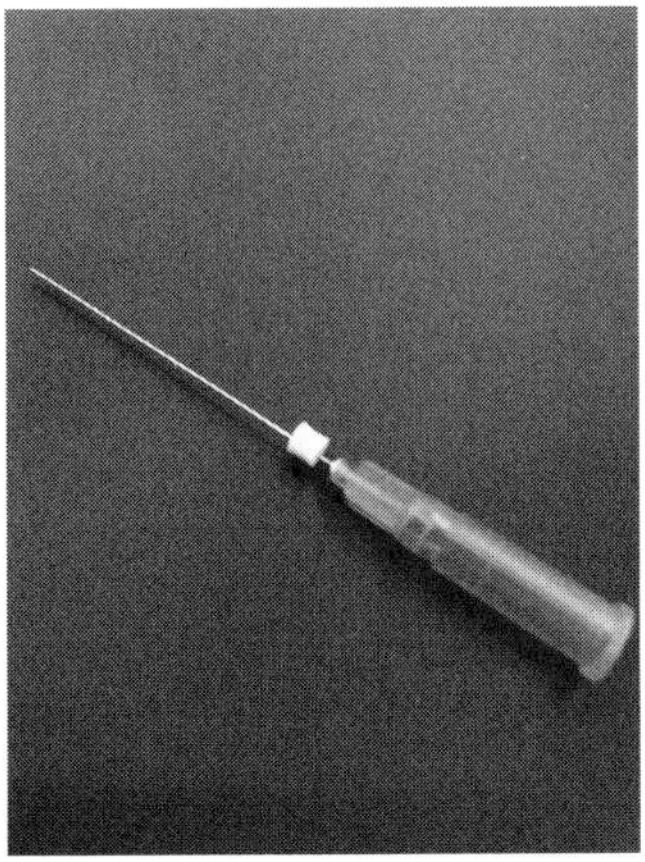

しています。

私が特におすすめしたいのは、40代以降になると失われてしまう、メラトニンや成長ホルモンのサプリメントです。

メラトニンは脳の松果体というところから分泌されるホルモンです。通常、夜になると分泌量が多くなって、睡眠を促進する作用があると考えられています。

また、メラトニンには抗がん作用があることが知られており、抗がん作用を期待して飲む方もいます。

健康維持には質のよい睡眠を取ることが欠かせませんが、年齢を重ねるにつれて睡眠が浅くなったり、うまく眠れなかったりといったことが増えていきます。

夜、メラトニンを補うサプリメントを飲むことで、睡眠の質がアップします。

成長ホルモン（DHEA）というと「子供の成長に必要な身長を伸ばすホルモン」というイメージを持たれる方が多いことでしょう。

でも実は、成長ホルモンの働きはそれだけではありません。

成長ホルモンは「大元のホルモン」の役割も持っていて、自由自在に形を変えて約

50種類のホルモンに変化することができるという特徴があります。

男性ホルモンが不足している場合は男性ホルモンに、女性ホルモンが不足している場合は女性ホルモンにと、自由自在に形を変えていくことができるのです。

このように大きな役割を果たしてくれる成長ホルモンですが、その分泌量は25歳をピークに加齢によって確実に低下し、40代ではピーク時の半分にまで減ってしまいます。

特に女性の場合、40代以降は更年期の影響もあり急激に女性ホルモンの分泌が減ります。そこに追い打ちをかけるように、成長ホルモンの分泌も減っていくのです。

成長ホルモンを分泌させる緑黄色野菜や発酵食品、ヤマイモ、黒豆、納豆を摂るなど、食事面に気をつけることが大切ですが、やはりそれだけでは追いつきません。

成長ホルモンは加圧トレーニングによっても分泌を促すことができますが、トレーニングをずっと続けるのは難しいことです。

そんな不足しがちな成長ホルモンを補ってくれるのがサプリメントです。これを摂ることによって血管が体のすみずみに行きわたって、若々しさを保つことができます。

ただ、気をつけなくてはいけないのが、海外でＤＨＥＡ（成長ホルモン）のサプリメントとして販売されているものは、値段も成分もまちまちだということです。

私が使っているのは、日本で『医薬品』の指定を受けている、製造元のしっかりしたサプリメントです。

当院では、製造元のしっかりしたサプリメントを輸入し、オリジナルラベルを作っております。

インターネットで安価に販売されているサプリメントを購入する場合は、注意が必要です。

ＤＨＥＡがもたらしてくれる効果には、

・美肌効果
・肥満の予防
・筋肉の維持
・記憶力の改善

・骨粗しょう症の予防
・アルツハイマー予防
などが挙げられます。

いかがでしょうか。加圧トレーニングの効果と同じということがおわかりいただけることでしょう。

●ビタミンCを補う点滴

ワカコさんのように歯周病をお持ちの方や、たばこを吸われる方は、ビタミンCがどんどん体内から抜けていきます。

不足するビタミンCを効果的に補うために、点滴療法も併用するといいでしょう。

ビタミンCは最近、歯科治療に取り入れられるようになり、大きな注目を集めています。また、新たな免疫力活性療法としても知られるようになってきました。

高濃度ビタミンC点滴の効果には、以下のものがあります。

①　歯周組織（歯茎など）を強化する

②　歯周病・インプラント歯周炎を予防・改善する
③　口元を中心としたお顔のお肌の美白
④　口元のエイジング効果
⑤　抗酸化力のアップ
⑥　抗がん効果
⑦　全身的な健康改善

ビタミンCをサプリメントや食品で摂取した場合と、高濃度ビタミン点滴療法で投与した場合を比べると、点滴で投与したときのほうがはるかに血中のビタミンCの濃度が高くなることがわかっています。

・サプリメントで摂る場合の注意点
ビタミンCのサプリメントの多くは、胃の中にある胃酸によって成分が少なくなってしまいます。すると、ビタミンCが腸管から吸収される量が少なくなり、飲んだ意味がなくなってしまいます。

もし、サプリメントで摂るのであれば、胃酸によって成分が少なくなったりせず、腸管からしっかり吸収されるものを選ぶようにしましょう。

「歯周病の治療と歯の高さを上げただけでも、顔に大きな変化があったのに、先生からご提案いただいた施術を受けたら、どんどん顔が若々しくなって驚いています」とワカコさん。

お肌にヒアルロン酸を入れたことで、しっとり感が持続するようになったとか。頬一面に広がっていたちりめんじわや、気になっていたマリオネットラインも薄くなりました。

フェイスリフトについては少々心配だったそうですが、やってみたらちっとも怖くなく、むしろ「どんな顔になるのかしら？」と楽しみで仕方なかったそうです。

この施術でたるみがとれ、お顔がキュッと引き締まりました。

唇にヒアルロン酸を加えたことで、ふっくらとみずみずしくよみがえったり、自分に自信が持てるようにもなりました。

唇が立ち上がると若く見えます。

「歯科でここまでの施術ができるとは思いもしませんでした。定期的な通院も、エステに通う感覚で、とても楽しみになっています。お友達にも教えてあげたいと思います」

【ユキエさん（48歳）の場合】

ユキエさんは長年、お肌の悩みがあったので、皮膚科でレーザー治療を行ってきましたが、湿疹やアトピーが改善することはありませんでした。

今回、当院を訪れて毛髪検査を受けたことで、それらの原因が歯科治療に使われた金属アレルギーによるものだったことがわかりました。

そこでお口の中の金属を取り除き、セラミックはじめメタルフリーの治療を行ったところ、3か月ほどで症状が改善してきました。

そして体内に蓄積された有害金属を体外に排出するサプリメントを飲んでいただくことにしました。

長年の湿疹により、お肌にダメージがあったので、ダーマペンやLED（発光ダイオード）治療で、もっときれいになるように施術を行います。

また、ユキエさんは奥歯が1本欠落していたことにより片方の歯で噛むくせがついており、お顔が左右非対称になっていました。欠損部分にインプラントを入れた後、お顔を左右対称にするために、LED治療を受けていただくとともに、ご自宅でタオルを使った筋膜マッサージをしていただくようおすすめしました。

さらに梅干しじわの解消にボトックス注射で対処することに。お顔が若々しくよみがえります。

ユキエさんにご提案した美容メニューをまとめてみましょう。

① 毛髪ミネラル検査と検査結果に合った食事指導
② 有害物質を排出するサプリメントのおすすめ
③ ダーマペンによる成長因子の皮下注入
④ LEDマスクによるケア
⑤ 梅干しじわを解消するボトックス注射

●毛髪ミネラル検査

ユキエさんに受けていただいた毛髪ミネラル検査は、私自身も半年に1回受けるようにしています。患者様の歯科治療の際に、水銀を目の粘膜などから吸収してしまうためです。

次ページの私自身が検査を受けたときの表をご覧いただくとわかるように、「有害金属」のうち2つ目の「水銀」が「基準以上」になっています。

毛髪ミネラル検査表

らべるびぃ予防医学研究所

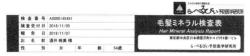

検査番号	A0000145481
検査受付日	2018/11/05
報告日	2018/11/07
お名前	酒井 暁美 様
性別	女
年齢	54歳

毛髪ミネラル検査表

Hair Mineral Analysis Report

東京都中央区日本橋富沢町8-4 イワサキ第一ビル

らべるびぃ予防医学研究所

有害金属 健康に被害を生ずるおそれがあり、必須性がないとされている金属です。

元素名	良好範囲 (ppb)	測定値 (ppb)	前回値 (ppb)	前々回値 (ppb)
Cd カドミウム	25.0 以下	54.0	14.7	4.83
Hg 水銀	5,324 以下	11,224	14,020	7,526
Pb 鉛	1,392 以下	325	171	163
As 砒素	25.0 以下	26.5	27.2	40.1
Be ベリリウム	0.94 以下	0.17	0.07以下	0.07以下
Al アルミニウム	8,478 以下	3,442	1,594	3,995

必須ミネラル 生体を構成する成分であり、生理作用にも重要な役割を果たすミネラルです。

元素名	良好範囲 (ppb)	測定値 (ppb)	前回値 (ppb)	前々回値 (ppb)
Na ナトリウム	3,047 ～ 22,892	6,693	8,040	12,710
K カリウム	1,971 ～ 23,584	4,527	2,998	13,400
Mg マグネシウム	64,678 ～ 255,257	150,900	226,200	139,500
Ca カルシウム	763,024 ～ 2,841,009	2,015,000	2,883,000	1,409,000
P リン	95,855 ～ 141,777	138,294	138,950	152,300
Se セレン	269 ～ 653	449	451	959
I ヨウ素	71.0 ～ 626	418	1,164	197
Cr クロム	12.0 ～ 106	106	48.8	204
Mo モリブデン	14.0 ～ 37.0	36.2	21.2	33.3
Mn マンガン	53.0 ～ 248	103	135	52.8
Fe 鉄	4,414 ～ 8,734	9,107	5,327	6,465
Cu 銅	13,387 ～ 60,209	26,600	21,830	22,180
Zn 亜鉛	107,468 ～ 184,470	471,600	217,300	216,300

参考ミネラル 今後、必須性が確認される可能性のあるミネラルです。研究のために測定しています。

元素名	良好範囲 (ppb)	測定値 (ppb)	前回値 (ppb)	前々回値 (ppb)
V バナジウム	4.50 ～ 66.0	61.4	10.9	59.4
Co コバルト	2.40 ～ 17.0	7.02	10.7	6.08
Ni ニッケル	152 ～ 1,286	327	477	389
Ge ゲルマニウム	44.0 ～ 144	101	91.3	134
Li リチウム	0.44 ～ 11.0	4.54	7.41	3.29
B ホウ素	109 ～ 487	444	518	569
Br 臭素	4,136 ～ 42,607	1,266	883	8,795

有害金属：各範囲は一般健常者の84%(良好範囲)、13.5%(要注意範囲)、2.5%(基準以上)が含まれます。
必須・参考ミネラル：各範囲は一般健常者の68%(良好範囲)、13.5%(各要注意範囲)、2.5%(基準以下/以上)が含まれます。
測定値(ppb)：毛髪1gに10億分の1gの金属・ミネラルが含まれていることを示します。
棒グラフ：測定値の良好範囲との相対的な評価をグラフ化しています。 今回の測定値 前回値 前々回値
検査表：検査表は予告なしに変更されることがありますのでご注意ください。

●有害金属を排出するサプリメント

歯科の治療に使われた金属類のみならず、私たちの身体には大気汚染や食品添加物、環境ホルモンなどによって、さまざまな有害物質が入り込んでいます。

特に水銀・ヒ素・鉛・カドミウム・アルミニウムなどの重金属が体内に蓄積されると、だるさや疲れやすさ、肌荒れとなって身体に悪影響を及ぼします。

また、私たちが普段の食事で摂ったものも、代謝されずに老廃物となって残り、むくみや吹き出物の原因になる場合もあります。

こうした有害物質や老廃物は、意識的に排出（デトックス）する必要があります。

食物繊維を豊富に含む食材を摂るなど、日ごろの食生活を変えて行くことも大切ですが、私はそれにプラスしてデトックス効果のある点滴をするか、サプリメントを摂っていただくことをおすすめしています。

デトックス効果があるのは、α－リポ酸、亜鉛、セレン、カルシウム、マグネシウム、銅、ビタミンDの7種類の成分です。
1包にこの7種類のサプリメントが入っているものを、クリニックで取り扱っており、私自身も毎朝、飲むようにしています。

患者様にもお口の中の金属を取った日とその翌日は、1日3回飲んでいただいています。

●ダーマペン

長いこと、金属アレルギーが原因で湿疹に悩まされてきたユキエさんのお肌は、きめが粗く弾力を失っていました。

アレルギーの原因となっている金属を取り除いても、肌質がすぐに改善されるわけではありません。

お肌にはターンオーバーといわれる周期があるので、すぐには改善しないのです。

改善が見られるまでに3か月ほどかかるので、その間にダーマペンによる処置を受けていただくことにしました。

ダーマペンとは、12本のごく細い針（マイクロニードル針）でお肌に垂直に穴をあけ、表皮、真皮に成長因子やヒアルロン酸を直接入れる美容法です。

アメリカのＦＤＡ（食品医薬品局）という政府機関で承認されている医療器具で、従来の同様の器具に比べて表皮への影響が少ないため、痛みが軽いのが特徴です。

お肌の傷が小さいため、負担なく肌質の改善が期待できるだけでなく、短時間で治療効果を引き出すこともできます。

お肌のハリ、リフティング、傷跡

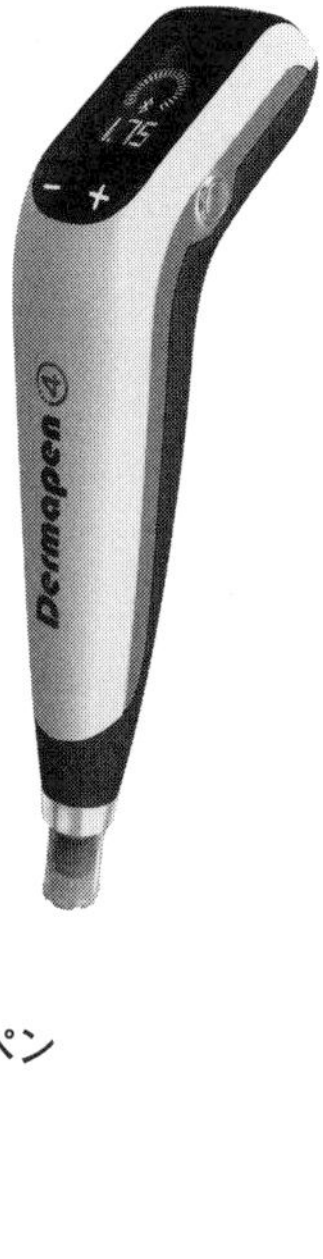

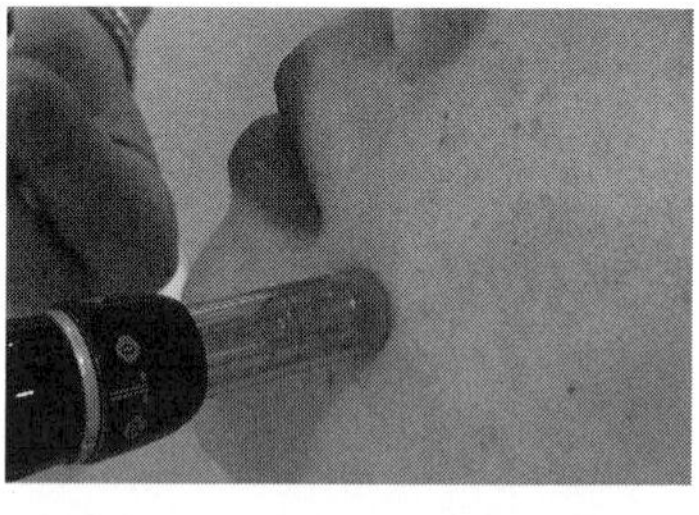

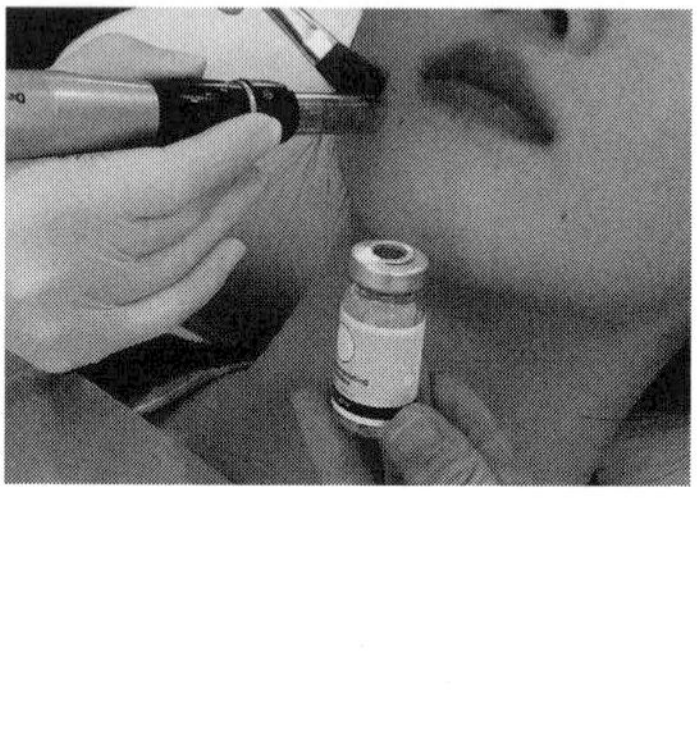

ダーマペン

の修復、しわ、お肌の色の改善などの効果が期待できます。

針を刺す深さは0・25~2・0ミリと、部位によって調節が可能なため、お肌が薄い場所にも必要な成分を届けることができます。

繰り返し行うことで高い効果が得られるため、患者様の満足度も非常に高い治療法です。

〈ダーマペン施術の流れ〉

① 洗顔…お化粧を落として洗顔します

↓

② 麻酔…施術したい箇所に麻酔クリームを塗ります(10分間)

↓

③ 施術…成長因子、ヒアルロン酸、ペプチド、ビタミンを配合した製剤をお肌に塗り、ダーマペンを使って真皮層に直接浸透させていきます(10分間)

↓

④　クーリング…施術した部位が少し赤くなるので冷やします（15～30分間）
患者様によってはそのままお帰りになられる場合もあります

〈ダーマペンの効果〉

お肌のきめが細かくなり、吹き出物も解消します。

お肌の改善・回復にかかる期間は症状によって異なり、吹き出物の方の場合で1～2か月、アトピー性皮膚炎の方だと1年くらいをみていただいたほうがいいかも知れません。


〈アフターケアについて〉

ダーマペンの治療を受けられた場合、以下

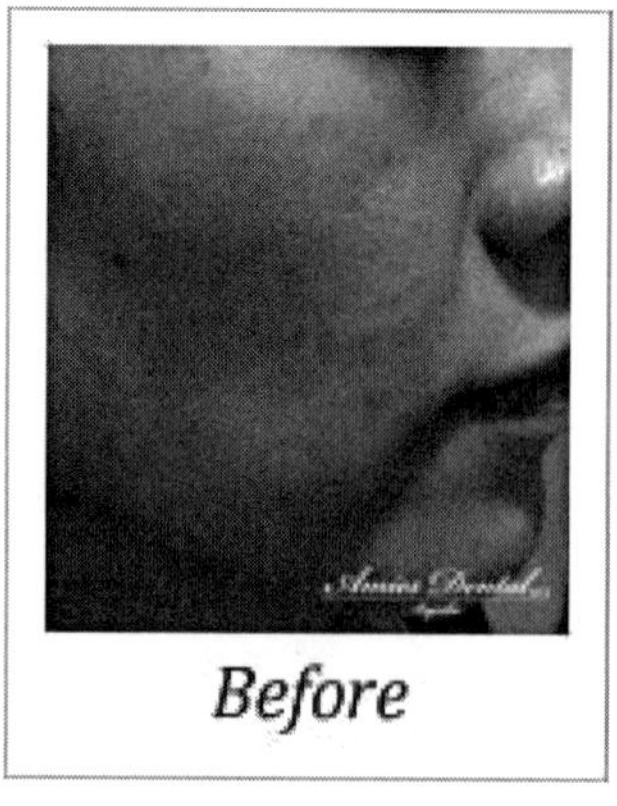

ダーマペン施術前

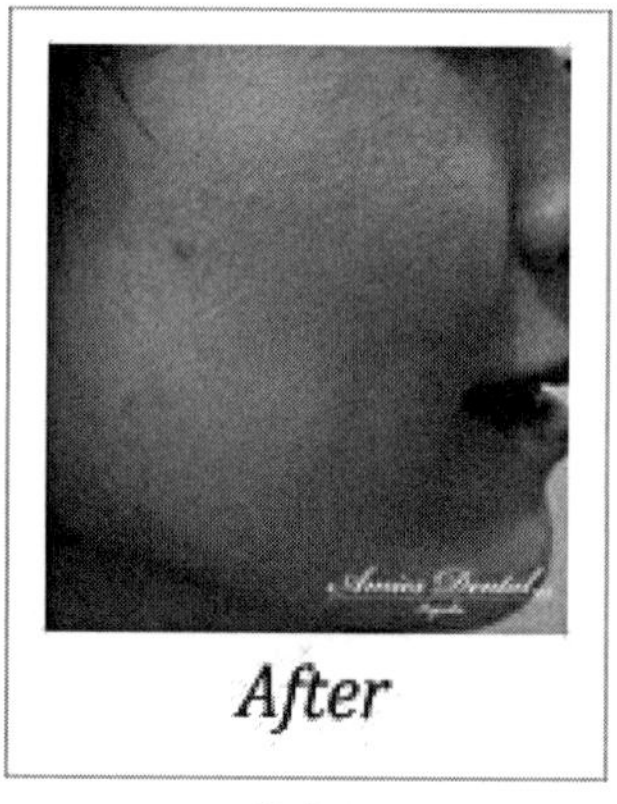

施術後

の点にご注意いただいています。
・治療当日はメイクをお控えいただきます（翌日からは、普段通りのメイクが可能です）。
・紫外線の影響を受けやすくなりますので、日焼けをしないように気をつけてください。
・3～4週間のインターバルをあけて数回の治療を受けられますと、より高い効果を実感していただけます。

●LED（発光ダイオード）治療

奥歯の欠損で、お顔が非対称になっていたユキエさんに、LED治療でお顔をふっくらさせることもおすすめしました。

LED治療とはLight（光）Emitting（放つ）Diode（ダイオード）の略で、光を当てることによってお肌の細胞が活性化され、肌が本来持っている機能を改善、回復させることができる最先端の治療法です。

写真のようなマスク状になっており、青い光、赤い光、赤外線の3種類の光を、症状に合わせて調光し、照射していきます。

たとえば、

①　皮脂分泌が過剰、ニキビやニキビ跡の場合

青の光（415ナノメートル）+赤外線（830ナノメートル）

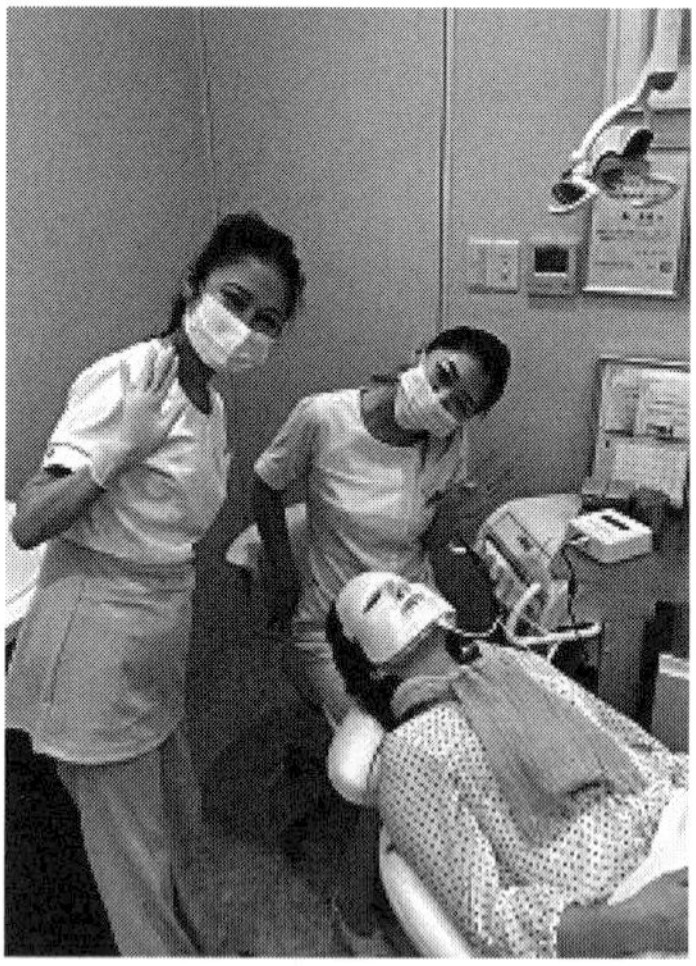

②　肌のハリ強化、くすみ、くま、小じわの改善、血行促進の場合
赤の光（630ナノメートル）＋赤外線（830ナノメートル）

③　たるみ、しわ、毛穴、ほうれい線の改善、皮膚の代謝アップの場合
赤外線（830ナノメートル）

というように使い分けます。

治療時間は1回15〜20分程度で、ダウンタイムは必要ありませんので、そのままメイクしてお帰りいただくことができます。痛みや刺激がほとんどないため、敏感肌の方でも安心して施術を受けていただけます。

クリニックでは診療の間の待ち時間を利用して、LED治療を受けられることをおすすめしています。

お顔の血行がよくなり、温泉に入ったようなリラックスした感覚になって心が落ち着くとおっしゃる患者様もいらっしゃいます。

ユキエさんの場合、ＬＥＤ治療を受けるとともに、ご自宅で筋膜マッサージ（やり方は１８６ページを参照してください）をされたことによって、お顔が次第に左右対称になってきています。

●梅干しじわを解消するボトックス注射

梅干しじわはあごが小さい人や、歯の食いしばりが多い人によく見られます。

ユキエさんの場合はあごが小さいことによって、梅干しじわが出ていました。

いずれの場合も、筋肉の緊張によるものなので、それを解消するためにボトックスを注射しました。

すると筋肉の緊張がとれ、しわもなくなっていきます。

「一番驚いたのが、先生から『原因不明の湿疹は、金属アレルギーから来ているのかも知れませんよ。毛髪検査をしてみましょうね』と言われたことです」とユキエさん。

健康おたくのご友人から毛髪検査のことは聞いていましたが、まさか歯科クリニックで受けることができ、しかも長年の悩みだった湿疹の原因が突き止められるとは思いもしなかったそうです。

有害物質を排出するサプリメントの存在も、当院で初めて知りました。

「顔に残っている湿疹の跡も、ダーマペンで施術することで、ターンオーバーに合わせて薄くなっていくと知り、安心しました」

インプラントの治療に来たときに、あわせてお肌を活性化するLEDマスクによる施術が受けられたり、梅干しじわを改善するボトックス注射が受けられたりと、健康で美しくなるメニューが豊富なので、通院日が待ち遠しいそうです。

「これまでにない発想の、新感覚歯科クリニックという印象です。これからもずっと通い続けたいと思っています」

【ユウカさん（33歳）の場合】

ユウカさんは、歯並びの悪さ、顎関節症の痛み、顔が大きいこと、ガミーフェイスであることなど、たくさんのお悩みを抱えていました。

歯並びの悪さは、マウスピース型矯正によってきれいになりつつあります。その結果、噛み合わせが整ったので、顎関節症の痛みが軽減されました。

顔が大きいことの原因は、３つに分けられます。
①　奥歯の食いしばりによって、過剰に筋肉が発達して顔が大きくなっているケース
②　顔の脂肪が多くて顔が大きくなっているケース
③　もともとの骨格が大きいケース
ユウカさんの場合、①と②がミックスしたケースでした。

親知らずを強く噛みしめるクセを持っていたとのことで、親知らずを抜歯したところ、エラの張りが解消。

さらにガミーフェイスの治療も行うことになりました。

ユウカさんにご提案した治療メニューは以下の通りです。
①　歯の食いしばりを解消するボトックス注射
②　ガミーフェイスの治療

●食いしばりを解消するボトックス注射

ユウカさんは歯の噛み合わせがズレていたことにより、奥歯を噛みしめるクセがついていました。

このクセは野球選手など、奥歯を噛みしめることの多い人によく見られます。

またエラが張った顔の形をしている人は、ほとんどがこのクセを持っています。そこでまず親知らずを抜きました。

さらに食いしばりに効果的なボトックス注射をすることに。ボトックス治療は、米国FDAによって効果や安全性が実証されている治療法で、日本でも顔面けいれんや眉間のしわの治療で承認を受けています。

ボトックス注射は筋肉に打ち、筋肉の動きを弱めてこわばりを取り去ります。ただ通常のボトックス注射には、作用が強すぎて、

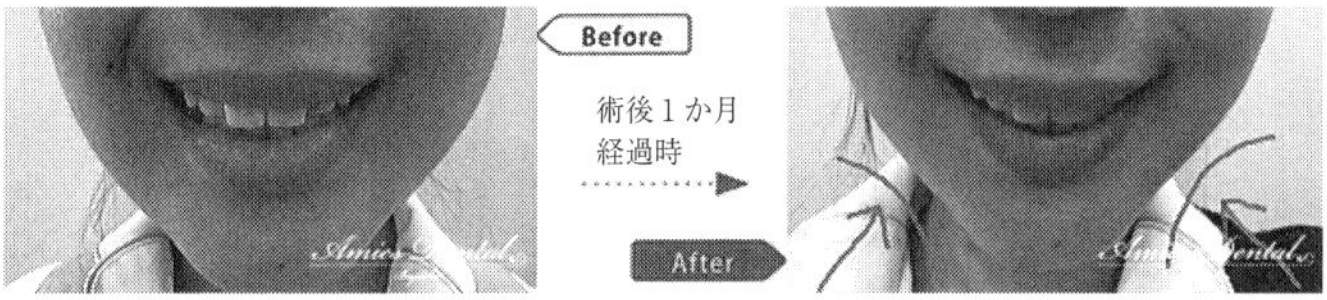

ボトックス注射前　　注射後

お顔のような微細な表情を作る場所に打った場合、自然な表情が作れなくなるという欠点がありました。

それを解消したのがマイクロボトックスリフトという筋肉の浅い層（ダーマ）に働きかける薬剤です。

これなら表情筋がこわばることがなく、自然な表情を保たせつつ、十分な効果を得ることができます。

さらにお肌の表面をなめらかにして毛穴を小さくする、美肌効果もあわせ持っているため、気になるところを改善しつつ、お肌まできれいにしてくれるのです。

●歯茎がむき出しになる「ガミーフェイス」の解消法

笑うと上の歯茎がむき出しになるガミーフェイスも、歯科で治療することができます。

ガミーフェイスの治療は美容外科ではボトックスか切るかくらいしかありません。

しかし歯科においては、他の治療法もあります。

①　ボトックス注射

ガミーフェイスの方の中には、唇の筋肉が強い方が多いので、そのような場合にはボトックス注射をして、唇を上げる筋肉の働きを弱めるのが効果的です。

1回打つと3～6か月効果が持続し、繰り返し行うことで筋力が弱まり、効果が持続しやすくなっていきます。

注射前

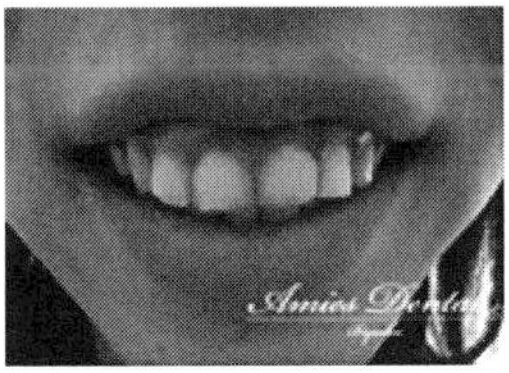

注射後

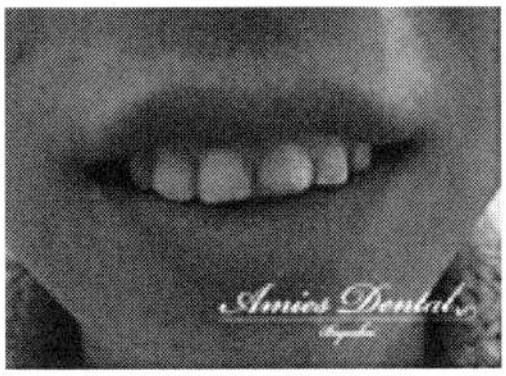

②　歯冠長延長術（歯肉切除術）

歯茎に麻酔をして、歯茎をレーザーで1～3ミリカットし、笑ったときに見える歯茎の面積を減らす治療法です。

歯並びが良く、歯肉が歯に被ったタイプの方なら、この方法で改善されます。歯並びが悪い方の場合は、歯の表面を削って歯肉のラインをデザインします。

いずれの場合もレーザーで歯茎をカットするのにかかる時間は1分くらいで、出血もほとんどありません。

レーザーには治癒効果もあるため、翌日には傷も治ってしまいます。

ただ、歯周病等で適用できない方もいます。

レーザーカット前

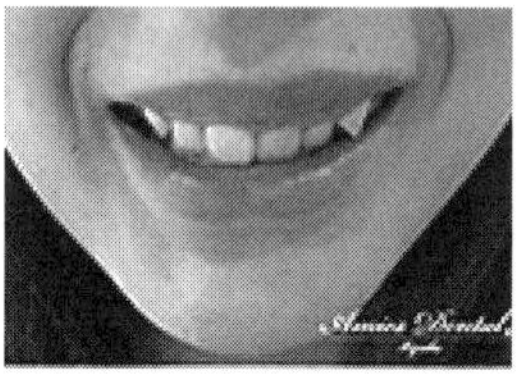

レーザーカット後

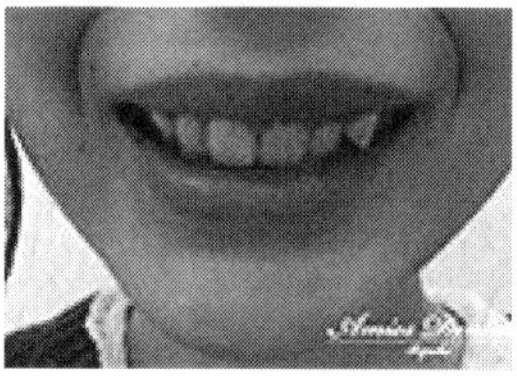

③ 歯にセラミックやラミネートベニアを貼る

歯にセラミックやラミネートベニアを貼ることで、歯を長く見せ、相対的に歯茎の面積を小さくする施術で、歯がよりきれいになるメリットのある方法です。

場合によっては歯茎をレーザーカットした上で、貼ることもあります。

歯並びが悪くてお悩みの方には、特にこの方法がおすすめです。

④　上唇の下の部分にヒアルロン酸を注入

上唇の下部にヒアルロン酸を注入することによって、歯茎の見える部分を減らすことができます。

⑤　BTA（Biological Tissue Adaptation）テクニック

生物学的な歯肉組織を結合させるテクニックのことをいいます。歯茎や骨への手術が必要なく歯茎ラインとセラミックのふちで整える方法です。

左右のバランスの悪い歯肉ラインを整える、短すぎる歯を長く見せる、ガミースマイルの改善など、さまざまな症例に応用することができます。

当院では、これらの手法の中から患者様の症状に合わせて、最適な手法を選んで施術させていただいています。

1つの手法だけで行うこともあれば、何種類かを組み合わせて施術することもあります。

以前は歯肉ラインを整えるには大がかりな手術が必要でしたが、治療技術の進歩によって、患者様の経済的なご負担を抑え、なおかつ簡単で効果的な治療が行えるようになりました。

ユウカさんは、まず①のボトックス注射を受けることにしました。

「ボトックス注射の効果は3～6か月ということなので、定期的に通院したいと思っています」

お友達にも同じようにガミーフェイスに悩んでいる方がいるのですが、遠方に住んでいて定期的な通院は難しそうなので、レーザーカットとボトックスを併用して、1回の治療で改善するプランをご提案させていただきました。

「たったの1回で、理想の口元になれるなんて！」と喜んでいただき、私もうれしく思いました。

実はユウカさんが定期的に通いたいと思ったのには、わけがあります。

それはお母様のワカコさんが、ヒアルロン酸注入やリップエステなどさまざまな施術を受けて、どんどん若々しく美しくなっていくのを目の当たりにしているからです。

【アンリさん（28歳）の場合】

歯が酸蝕症とわかったアンリさん。健康志向で黒酢を飲む習慣があるのと、ご主人と頻繁にワインを楽しんでいたりしたのが、その原因でした。

歯が黄ばんできたのは、エナメル質が溶けて、その下にある黄色い色をした象牙質が見えてきたことによるものです。

ラミネートベニアを歯に貼り付けることで、歯が美しくよみがえりました。

鏡で白く輝く歯を見るたびにうっとりするアンリさんですが、歯が真っ白できれいになった分だけ、唇や歯茎の色が黒ずんでいることが気になりだしました。

メイク好きなアンリさんは、新色のリップが出るたび、デパートの化粧品売り場に行きお試しをせずにはいられません。

ところが、もともとの唇の色が黒ずんでいるために、きれいに発色しません。どんなに素敵な色のリップも、アンリさんの唇にのせると暗く沈んでしまうのです。

また、鼻の下が長くて間延びして見えることも不満だそうです。若い方に多いお悩みです。

「分かりました。私に任せてください！」

アンリさんの悩みを聞いた私は、こう断言しました。すべてクリニックで解消することができる悩みだったからです。

アンリさんにご提案した施術メニューは、以下の通りです。

① 唇の色を明るくするパラメディカルアート
② 歯茎の色をきれいにする施術
③ 鼻の下を短くする上唇小帯切除術

●唇を好きな色にできる「パラメディカルアート」

パラメディカルアートとは、医療補助を目的とした医療用のタトゥーのことをいいます。パラメディカルアートによって、唇の左右差を補正したり、唇の輪郭をお好みの形にしたりすることもできます。

アンリさんの場合、唇がふっくらしているので、ヒアルロン酸の注入は必要ないと私は判断しました。

パラメディカルアートはお肌の浅いところに専用のマシンでごく小さな穴をあけ、そこに専用のピグメント（色素）を入れる医療技術です。

たとえば、乳がんで乳房を全摘出した方が乳房再建する際、乳房本体にボリュームを取り戻すことはできますが、乳頭・乳輪は取り戻すことができません。

そこでパラメディカルアートによって、患者様のもう一方の乳頭・乳輪に似た色を作り出し、グラデーションをつけて自然に近い乳頭・乳輪を再建することができるのです。

当院は、この技術を応用して、美容目的のリップラインをデザインして施術させていただいています。

口唇裂や口蓋裂で唇の形に悩んでいる方も、このパラメディカルアートで唇の輪郭を整えることができます。唇に自信を持っていただくことができる、素晴らしい医療美容の施術だと思います。

生え際の薄毛でお悩みの方も、その部分に色素を入れることができるなど、歯科以外の分野でも活用できる医療美容技術でもあります。

唇が薄い方、唇の輪郭がはっきりしない方をはじめとして、アンリさんのように唇の血色がよくない方にもおすすめの治療法です。

唇の形はもちろん、お色についても、お肌の色を考慮して最適な色素を配合して自由自在に作り出すことができます。

唇は色素沈着が不安定な部分なので、2～3回繰り返すことで、理想の唇に近づいていきます。

●歯茎の色をきれいにする方法

歯茎の黒ずみの原因は、主に次の3つに大別できます。

① 歯の不適切な被せ物、詰め物
② 歯科治療に使われている金属の流出（メタルタトゥー）
③ メラニンなどの色素沈着
④ タバコのヤニ

①の場合は、原因となっているものをまず除去します。
②の場合はレーザーで除去します。
③と④の場合は、生理的なものがほとんどで、歯肉の表面である上皮組織の範囲で、深さ0・3〜0・4㎜に色素が集まっています。
この場合は、薬を塗るか、レーザーを使うかして、垢のようにはがすことができます。

・薬を塗る（ケミカルピーリング）

歯肉にフェノールなどの薬剤を塗り、アルコールで中和させてピーリングします。痛みはほとんどなく、多少ヒリヒリするくらいです。薬によって歯茎が白くなり、2〜3日たつとペロンとはがれてきます。それから1〜2週間で、生まれたてのようなきれいなピンクの歯茎に生まれ変わります。

・レーザーを使う（レーザーガムピーリング）

医療用レーザーで歯茎の黒ずみを取り除く治療法です。歯茎の表面に麻酔を塗ってからレーザーを照射するので、痛みはほとんどありません。

アンリさんの場合は、③のメラニン色素によるものだったので、ケミカルピーリングによって、生まれたてのようなピンクの歯茎に生まれ変わりました。

また、アンリさんには、１本だけ古いセラミックが入っている歯があったので、ジルコニアのノンメタルセラミックの歯に替えて、その部分にメタルタトゥーを解消するレーザー治療を施しました。

●鼻の下が長い場合の治療法「上唇小帯切除術」

上唇の真ん中にある筋状の粘膜を「上唇小帯」といいます。

鼻の下が長くて悩んでいる方の場合、上唇小帯が短いために上唇が下側に引っ張られていることがあります。

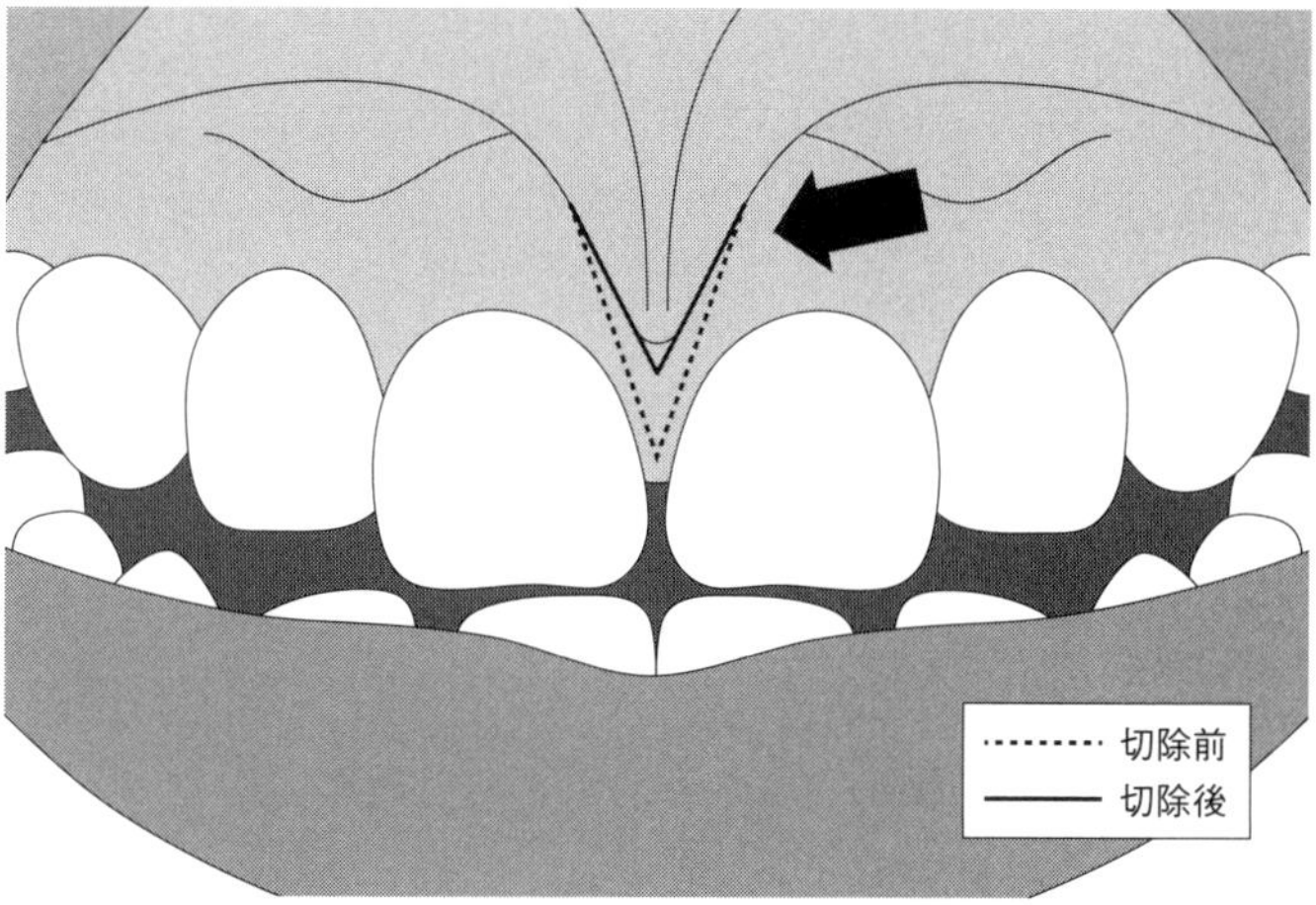

上唇小帯切除

そのような場合、上唇小帯をレーザーでカットすることで、引っ張られていた上唇が持ち上がり、鼻の下を短く見せることができます。

この上唇小帯切除術は、もともと小児科の先生が考案された技術です。

上唇小帯が上の2本の前歯の間に入り込んでいて、生えかわりの時期に、歯と歯の間にすき間のある、いわゆる「すきっ歯」になるのを改善するために考え出された施術なのですが、この施術を受けることによって、鼻と唇の間が短くなり、若干ではありますが鼻の穴が縦長になる効果も得られます。

いかにも「整形しました」という感じではないにもかかわらず、ご自身で納得のいく効果が得られるので、とても人気の高いメニューの一つです。

アナウンサーの方など、テレビによく出演されている方々も、当院でこの施術を受けられています（現在はそれほど効果はないと言われているようです）。

なお、舌の下側を切る舌小帯切除術というものもあります。

こちらは美容目的ではなく、発音障害のある方を対象としたもので、サ行、タ行、ラ行がうまく発音できない方が受けられることの多い施術です。

もっとも、サ行、タ行、ラ行が発音しにくい方の中には、歯と歯の間に舌を入れるくせがあり、そのために発音しづらくなっている方もいます。こうしたくせのある方たちは、もちろん舌小帯を切除する必要はありません。

発音障害解消のために切除が必要か必要でないかの判断は、クリニックにお任せください。


悩みの種だった色の悪い唇、黒ずんだ歯茎が、きれいなピンク色になったアンリさん。

「こんなに簡単な施術で、きれいな唇と歯茎が手に入るなんて夢のようです！」と喜んでくださいました。

鼻の下が長いことも長い間のコンプレックスでした。

「実は美容外科に行こうかどうしようか、かなり真剣に考えていたんです。でもやはり美容外科は敷居が高くて……。歯科で治療できて本当によかった。鼻の穴が縦長になったのもうれしいです！」

これからも唇のケアのために、定期的に通いたいとおっしゃっています。

●2か月に1回、エステ感覚で来院

ここまで4人の女性の症例を基に、それぞれの女性にとって必要な美容系の施術についてお話ししてきました。

みなさまは読まれてどのような感想を持たれたでしょうか。

おそらく「歯科クリニックでこんなことまでできるの？」と思われたのではないでしょうか。

審美歯科を標榜するクリニックには、お口の中の治療だけでなく、お肌に施す施術やサプリメントの処方、点滴治療など、みなさまの美をサポートするさまざまな取り組みを行うところが出現してきています。

年齢肌になってきたら美容皮膚科へ行く前に、ちょっと鏡でお口の中をチェックしてみてください。

もし1本でも虫歯や欠損している歯があったら、それがあなたの本来の美しさを邪魔する原因になっているかも知れません。

繰り返しお話ししたように、歯は本来あるべき本数がそろっていて、上下の歯が噛み合っていてこそ、食べ物をしっかり咀嚼して体内に取り込み、唾液の分泌が促され、骨格のバランスが取れて、健康な体がつくられるのです。

美しさは健康とイコールで結ばれているので、お口の中の状態が整っていて初めて、美容の土台ができるとお考えください。


そのことをよく理解してくださっている当院の患者様は、治療が終わった後も、2か月に1回、お口の中のチェックのために来院され、美容的施術も受けていかれています。

歯科治療やお口周りの美容的施術は、日進月歩の勢いで進化しています。ただ現在、私が行っている治療は、これから発展するかもしれませんし、できなくなるかもしれません。

当院のこだわりは、患者様がなりたい口元、患者様が最も輝いて美しく見える口元をエンパワーメントし、サポートすることですが、その一環として新しくてよい治療や施術をどんどん取り入れていきたいと思っています。

患者様から「こうしてください」とご要望をいただく場合もありますし、特に要望がなければ、私の側から「あなたの場合は、もう少し歯を長くしたほうがより美しくなりますよ」など、お口の中のことについてアドバイスをさせていただくこともあります。

それがコンセプトで、「アミーズイズム」でしょうか。

患者様の「なりたい口元」をお口の中からケアして差し上げることができるのが、歯科の強みと私は考えています。

みなさまもぜひ、歯科クリニックを活用して、健康に裏打ちされた本当の美しさを手に入れてください。

きっと新しい扉が開かれることでしょう。

Part3

健やかさと美しさを保つ歯科的美容術

●美しさは内側からにじみ出るもの

最近では、お金をかけずにファストファッションをセンスよく着こなしたり、「健康的な美しさが何よりも大事」という価値観を多くの方が持ったりするようになってきました。

とても素敵なことだと思います。

そこに「毎日をどう過ごすか」という視点がプラスされると、さらに日々の充実度がアップして、より輝く女性になることができそうですね。

私たちの生活はルーティンワークの積み重ねです。

専業主婦の方でも、キャリアを持った女性でも、立場こそ違えど、その日一日を「どう過ごすか」で、10年後、20年後の自分が大きく変わってきます。

今日、私たちが食べた物、今日、私たちが行ったことが、そのまま身体や精神状態に反映されていきます。

だから、今日一日をどうやって過ごすかが、とても大切なのですね。私は毎日、ワインが好きですし過度のストレスもありますし、スポーツは好きだけどトレーニングは嫌いっていう、まったくほめられない生活を送っています。ちょっと意識を変えて意識することが大事です。

偏った食生活や、極度の睡眠不足、長く続く精神ストレスなど、「身体に悪そうなこと」を続けていると、もともとの身体がどんなに丈夫な人でも、必ず何らかの不調が起こってきます。

今さら言うまでもないことですが、

①　必要かつ十分な栄養

②　ほどほどの運動

③　質のよい睡眠

④　過度なストレスをためない

この４つの条件が満たされていれば、天災や事故に遭わない限り、この先何十年も健康で若々しい生活を送ることができるでしょう。

これは歯科医師として忙しい毎日を送る私自身が、常日ごろから自分に言い聞かせていることでもあります。でも実際はなかなか難しいものです。

みなさまに私が実践していることを歯科医の立場からご紹介しつつ、改めて美しさと健康を保つための生活習慣について考えてみたいと思います。

●最も気をつけている「食事」　モットーは「たんぱく質」「野菜たっぷり」

4つの「健康でいるための条件」のうち、私が最も気をつけているのが食事の内容です。

私たち人間は、植物と違って自ら栄養を作り出すことはできません。食べ物や飲み物など、外部からの栄養を取り込むことで、初めて生命を維持することができるのです。

あなたの身体も私の身体も、これまで「食べてきた物」から作られています。

カロリーの高いものが好きな方なら、若いころに比べてお洋服のサイズが大きくなって「困ったわ。何とかしないと」と思っていらっしゃるかも知れません。

人に見られることの多い職業で、「絶対に太れない」と思っている方は、日ごろから節制していらっしゃることでしょう。

「何をどうやって食べるか」で、10年後、20年後の自分が決まるのですね。

私は太りやすい体質ですが、好きな食べ物が健康にいいといわれるもの（＝太りにくいもの）なので、無理なく自然なダイエットができているように思います。体にいいと言われているものも食べすぎてしまうこともあり、これはいけませんね。

さらに、私にはダイエット目的以外にも、食生活に気をつけなければならない重大な理由があります。

患者様の治療を通して日常的に水銀などの有害金属を吸い込んでしまっているので、それらをデトックスしなければならないのです。

このことについては、Ｐａｒｔ２の１３４ページの「毛髪ミネラル検査」のところでお話しさせていただきました。

毛髪ミネラル検査を受けると、「毛髪ミネラル検査表」のほか、有害ミネラルを除去するのに有効なアドバイスがもらえます。

有害金属は頭痛や肩こり、不定愁訴など、さまざまな体の不調の原因になる、怖い物質です。

そのため、「栄養素アドバイス表」を参考にして、日常的にデトックス作用のある食品を摂るようにしています。

ご飯なら、白米よりも玄米や雑穀、パンなら精製された小麦粉を使ったものではなく、無漂白のものやブラン（ふすま）など雑穀系のものなど、「よりデトックス効果の高い食品」を摂るように心がけているのです。


【朝食】


朝食を食べる習慣のない方、けっこういらっしゃいますね。夜遅く食べてしまった方、お腹がすかなければ食べる必要がないと思います。

朝目覚めて「お腹すいた」と思うのがベストですね。そんなとき、私は朝食に必ず発酵食品をとります。朝食は、その日一日をエネルギッシュに過ごすためにも、腸の蠕動《ぜんどう》運動を促してお通じをスムーズにするためにも、とても大切なものだからです。

納豆をよくいただきます。中年以降の女性に不足しがちなイソフラボン（大豆たんぱくに含まれる物質）が摂れますし、腸内環境を整えてくれる作用もあります。

納豆にアボカドを刻んだものやシラス、のりなどを混ぜていただくのが私流です。薄味が好きで、なるべく塩分を控えたいと思っているので、納豆についてくるタレは不純物も入っているので使いません。

私自身、外食以外はなるべく炭水化物を摂らないようにしているので、朝食の際、ご飯やパンを食べるにしても、ほんの少しにしています。

朝たくさん召し上がっても、摂取したカロリーはその日の活動で消費されてしまうので、あまり神経質にならなくてもいいと思います。しかしながらファスティングの際には、朝食をとってはいけません。

【昼食】

お昼には火を通したものゆでたもの、電子レンジを使った野菜をたくさん取ります。揚げものや既成食品、ハンバーグや、シュウマイ、練り物などは、普段は食べないようにします。カロリーが少ないものをお腹いっぱい食べます。前の日の夕食に使ったお野菜を温野菜にしていただきます。

1回に食べる量はかなり多めです。ニンジン1本にピーマン1袋をペロリ、ということもざらにあります。

食べるとき、ドレッシングを使うと、野菜本来の味がわからなくなってしまいます。私は「そのままの味」を楽しみたいので何もかけません。

ドレッシングがないと野菜が食べられないという方もいらっしゃることでしょう。

そのような方には、添加物の多い市販のドレッシングではなく、エクストラバージンオリーブオイル、お酢、バルサミコ酢など簡単にまぜて手作りすることをおすすめします。

【仕事中の飲み物】

私の仕事場であるクリニックは、一年中空調が入っているため、のどの渇きを感じることがしばしばあります。

また、デトックスのために水分補給は欠かせないので、できるだけこまめに水分を摂りたいと思っているのですが、なぜか私はお水やお茶をたくさん飲むことができないのです。思うように胃に入っていかない感じです。

そこで思いついたのが、昆布や鰹節で取った「だし」を飲むことです。

職場に置いてある容量500ミリリットル程度の携帯用保温ポットに、刻んだ昆布、鰹節、シラス、砕いた干ししいたけ、とろろ昆布などを入れ、熱湯を注いだものを飲むようにしたところ、自分でもびっくりするほどたくさんの量が飲めるようになりました。

残りが少なくなってきたらお湯を足し、また少なくなったら足し、を1日に2～3回繰り返しています。結果的にかなりの量の水分が摂れていると思います。

ポットの中に残った昆布や鰹節などは、そのまま食べます。時には少量のお味噌を入れたりしますが、気をつけなければいけないことは塩分ですね。

【間食】

クリニックには常時、いただきもののお菓子やフルーツがあります。そのどちらも好きなので、スタッフたちとおしゃべりしながらありがたくいただいています。

甘いものは気持ちを和ませ、コミュニケーションをスムーズにしてくれます。

ダイエット中で、お菓子を食べることをご自分に固く禁じる方がいますが、「そこまですると、ストレスになるのでは？」と心配になってしまいます。

食は人にとって生きる楽しみの大きな柱ですから、抑え込まないほうがいいのではないでしょうか。

身体と心を健康に保つためには、必要な栄養をバランスよく摂ることが大切です。今、「糖質は身体に悪い」といわれていますが、まったく摂らないのもよくありません。

甘いものを食べた日は、食事の量を減らすなど、工夫すればカロリーオーバーにならずにすみます。

ほどほどに楽しまれてはいかがでしょうか。

【夕食】

平日の夕食はほとんど手作りしています。

仕事が終わってクリニックを出るのが夜8時。自宅の最寄り駅で夕食のお買い物をすませて帰宅するのが9時。食事を作って食べ、後片付けをすると10時というのがいつものスケジュールです。

夕食のメニューは旬の食材を中心に食べます。季節感を大事にしたいからです。

昼は主にお魚、夜はお肉がメインですね。豆などのタンパク質もたくさん摂ります。

【チーズを食べる習慣】

食事をするとお口の中が酸性に傾き、歯のエナメル質が溶けて虫歯になりやすくなってしまいます。

しかし、食後にチーズを口に含むことで、お口の中を中性に保ち、さらに溶けた歯を修復してくれます。チーズにそんな働きがあるなんて、驚きですよね。

炭酸水や黒酢といった、健康に良いとされる食品には、酸性が強いものもあります。ワインのような嗜好品も同様です。よく「ワインとチーズのマリアージュ」という言葉を聞きますが、それは理にかなったことなのです。

そうした飲み物を飲んだ後や食後には、チーズが大活躍します。特におすすめなのはハードからセミハードのチーズで、20グラムくらいを召し上がるといいでしょう。

ハードチーズを食べて30分～1時間くらいそのままにしておくと、歯のエナメル質がリン酸カルシウムによって再石灰化されます。

また、チーズのカゼインという成分が、エナメル質に保護膜を作って虫歯予防になったり、ハードチーズを噛むことによって咀嚼の回数が多くなるので唾液の分泌が促されたりなど、よい作用がたくさんあるのです。

ＷＨＯ（世界保健機関）で認められた歯によいとされる物質の中でも、1位のフッ素、3位のキシリトールの間に割って入り、堂々の2位を獲得しているほどです。

ぜひ、ワインや食事の後にチーズを食べる習慣を持ってみたらいかがですか。

そしてチーズには栄養的にも素晴らしい美容的効果もあるのです。

【外食】

外でのお食事会が多く、その空間、会話を楽しむことはとても大切なリラックスになります。外食は楽しみたいと思っています。

そのときはいつもの主義主張は捨てて、白米も精製したパンもバターもいただきます。

おいしいものをいただくときは思い切り楽しみ、カロリーオーバーしたと感じたら、その後、ちょっと気をつければいいと思っているのです。楽しい会話とお食事は心を豊かにしてくれますから。

●ファスティングで体を徹底的にデトックス

私たちが日ごろ食べているものには、多くの有害物質が含まれているため、体内にもどんどん蓄積されていっています。

特に歯科医である私は有害金属を吸収しやすいので、定期的に徹底的なデトックスをしようと、内面美容医学財団が発足させた『美容ファスティング研究会』の公認ファスティングカウンセラーの資格を取るため、講習会を受講。自らファスティングを3日間、準備期間を含めるとトータル7日間行いました。

この美容ファスティングの目的は、ただ単にダイエットをすることではありません。疲れた消化器官を休ませて、腸内環境を整え、消化酵素を温存させるのが目的です。そうすることで、停滞していた代謝酵素が活性化されて体内に蓄積された毒素の排せつ力が高まり、細胞がよみがえるという美容健康メソッドなのです。

なぜファスティングが有害物質の排出に効果的かというと、有害物質は脂肪に蓄積しやすいからです。

ファスティングによって脂肪が燃えることにより、蓄積されていた有害物質が血液中に遊離して、肝臓や腎臓を経由して体外に出て行くのです。

ただ、ファスティング中は固形物を摂らないため、ＴＣＨ（歯列接触癖）という症状と同じような状態になってしまうことがあります。

どのような状態かというと、お口周りの筋肉が衰えて唾液の分泌が悪くなったり、頬の内側に白い咬合線が出てきて、舌のふちに歯の圧痕がついたりします。

それを防ぐためには、口の中を舌でゴロゴロ動かしたり、もぐもぐ運動をして口内を常に変化させる必要があります。

そのために私は、ファスティング中は自分で開発したマウスガードを歯にはめて、噛むようにしていました。

これを使うことでお口の中を潤った状態に保つことができ、歯周病や虫歯予防になるほか、免疫力が高まります。

仕事中やスポーツ中、睡眠中も使えて、これがお口の中にあることで「おやつを食べる気がしなくなる」という副次的効果もあるマウスガードです。

つい最近、ウォーキングのときにガムを噛むと、エネルギー消費量が増加するということがわかってきました。

でも中には、仮歯を入れていてガムが噛めないとか、合成化合物を摂りたくないからガムは避けたい、という方もいらっしゃることでしょう。

そういう方にもぜひおすすめしたいマウスガードです。

噛むことによって筋肉が鍛えられるため、お顔のリフトアップの効果もあります。

「マウスキュット」という名前で商標登録中ですので、ご興味がおありの方はクリニックまでお問合せください。

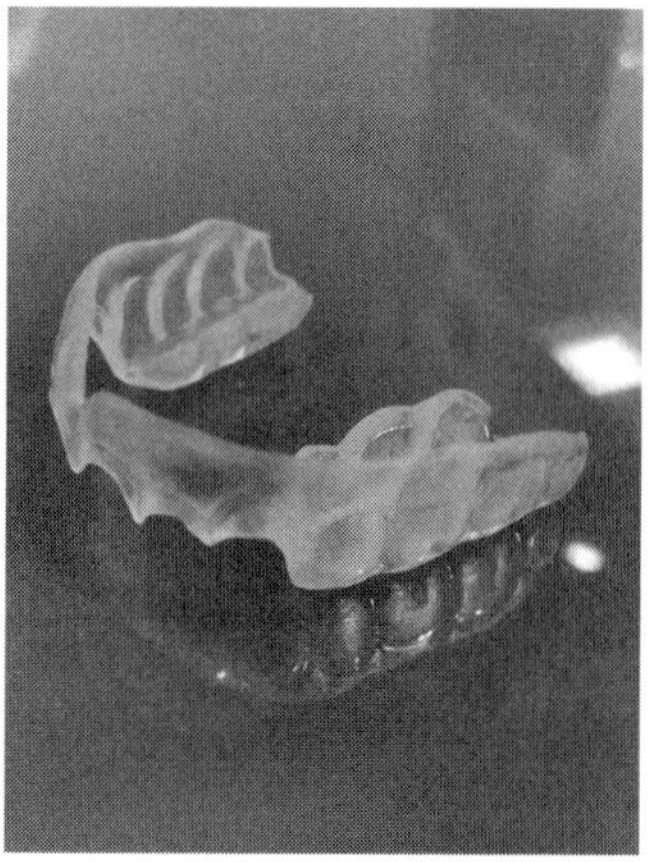

美顔マウスピース「マウスキュット」

●筋力維持のために運動を欠かさない

筋力は鍛えないと、どんどん落ちていきます。

お年寄りが骨折などで寝付いたのをきっかけに、寝たきりになったという話をよく聞きますね。若い方でも病気などで1～2か月寝込むと、驚くほど足が細くなったりします。

どちらも本来、使われるべき筋肉が使われなかったために、弱ってしまったことによるものです。

筋肉は年齢とともに衰えていくので、意識的に鍛えないと弱る一方です。

筋肉の量が少なくなると身体の代謝機能（細胞の生まれ変わり）が衰え、太りやすくなります。中年期以降の肥満は、心臓病や脳血管障害、高血圧など、病気の原因になります。

また、見た目の若さは脳の若さと関連するともいわれており、それには適度な運動による身体の機能維持が非常に重要になってきます。

私も危機感を持って、「脳の活性化には運動が必要！」と自分に言い聞かせ、平素からかなり筋力を鍛える努力をしています。

たとえば、ピラティスなど、インナーマッスルを鍛えるレッスンに参加したり、加圧トレーニングをしたりしています。

男性の場合、ジムにある筋トレの器具によるトレーニングで、筋肉が鍛えられるそうですが、女性の場合、筋トレだけでは十分な筋肉がつかないそうです。インナーマッスルを鍛えないことには筋力アップが期待できないと聞いたので、本当は週に2回通うのが目標なのですが、急な仕事や打ち合わせが入ったりして、なかなか思い通りになりません。


もう一つは、ゴムチューブを使った簡単なトレーニングです。

平らなゴムバンドを片方の足に引っかけて、もう一方の足を横に開いたり、後ろに引いたりします。

自宅で手軽にできるのが魅力で、毎日、晩ごはんのしたくをしながら、トレーニングするようにしています。

左右の足をそれぞれ横と後ろに20回くらいずつ引いたあたりで、「もうここまで」という感じになることが多いようです。

ご興味のある方は、ぜひ試してみてください。

こんなふうにお話しすると、とてもストイックで運動好きな人のように思われるかも知れません。

でも実は私も、好きでやっているわけではないのです。

毎日フルに動いているので、運動をするくらいなら、ワインでも片手にゆったりくつろいでいたいというのが本音です。

にもかかわらず、日々の生活の中に運動習慣を取り入れて実践しているのは、「若々しくいたいから」。

老化を食い止めるのに、今、何が必要か考えると、体のしくみ上、運動は「やりたいわけではないけれども、やらなければいけない」ということになる……だから続けていられるのです。

これを続けていれば、10年後、20年後、さらには30年後も元気で日々の生活を楽しめる……そんな思いがあります。

ゴムチューブを使用した
ながらトレーニングの一例

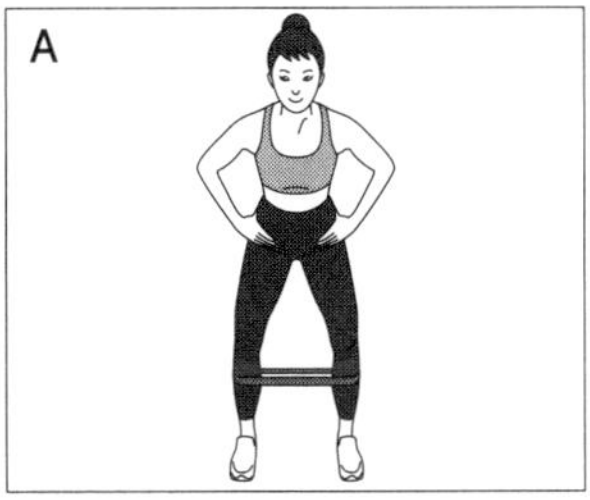

スクワット

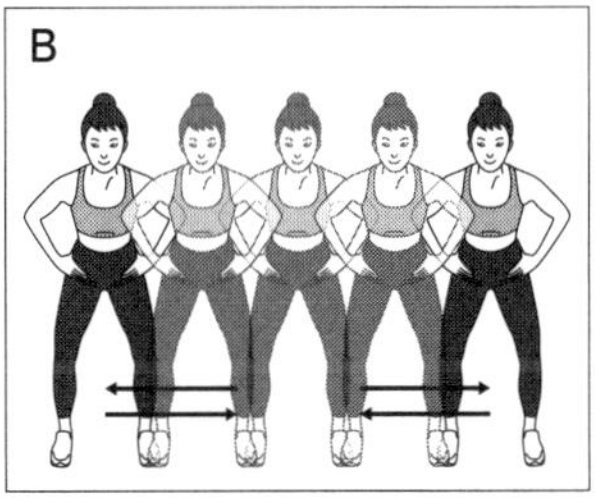

カニ歩き

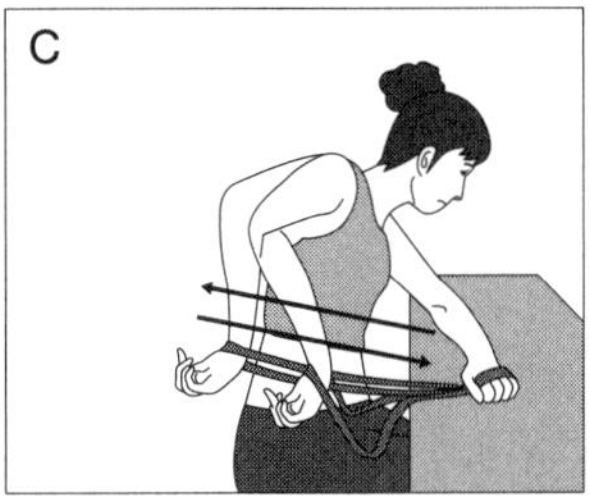

引っ張り

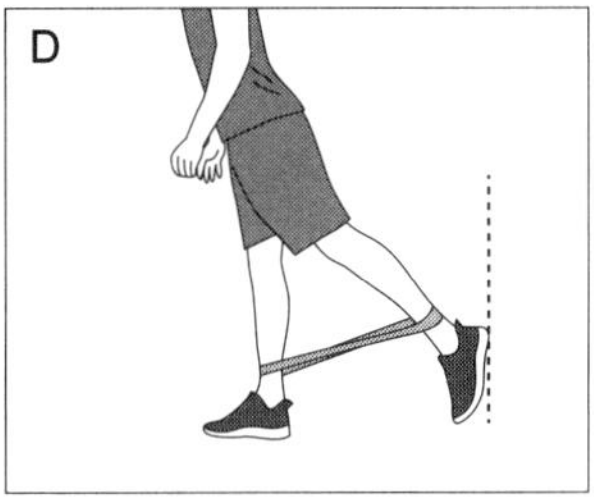

足上げ

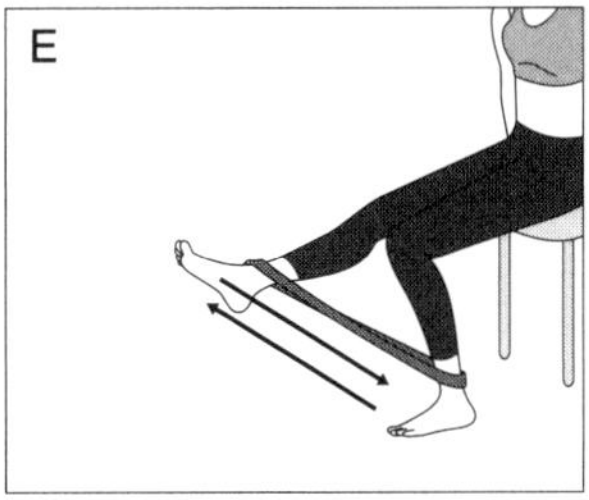

足上げ（座位）

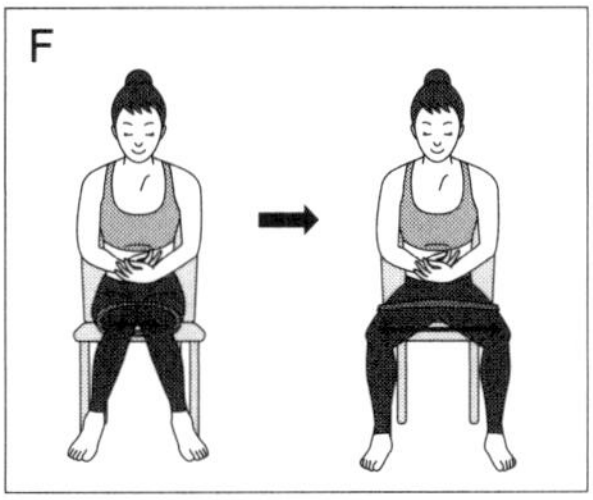

内もも開き（座位）

未来の自分へのプレゼントだと思って、トレーニングするようにしています。

・歩き方に気をつける

運動する習慣のない方が、いきなりハードな運動をすると、ケガをするなどかえって「身体に悪い」結果になることがあります。

今から何かを始めてみたいと思う方におすすめなのが、どなたにも手軽にできるウォーキングです。

ただし、大切なことがあります。それは、「正しい姿勢で歩く」ということです。正しい姿勢を取ろうとすると、否応なくインナーマッスルに負荷がかかります。そうすることで、運動効果が高くなり、やせやすい体が作られるのです。

・顔の体操

もう一つ、忘れてはいけない「運動」があります。それは「顔の体操」です。

顔の皮膚の下には、薄くて小さな筋肉がたくさんあります。

これらの筋肉は、顔の表情を作ることから「表情筋」と呼ばれています。

この表情筋のトレーニングをすることで、顔のお肌の血行がよくなり、細胞が元気になることで、顔色が明るくなったり、むくみが改善して小顔になったりする効果があります。

表情筋はとても小さいものなので、毎日少しずつトレーニングするだけですぐに効果が出てきます。

私が特におすすめしたいのは、お口の中で舌を回す「舌回し体操」です。

思いっきり変な顔をする、その名の通り「変顔体操」もおすすめです。

〈やり方〉
① 口を閉じて、舌の先で歯茎の表側を

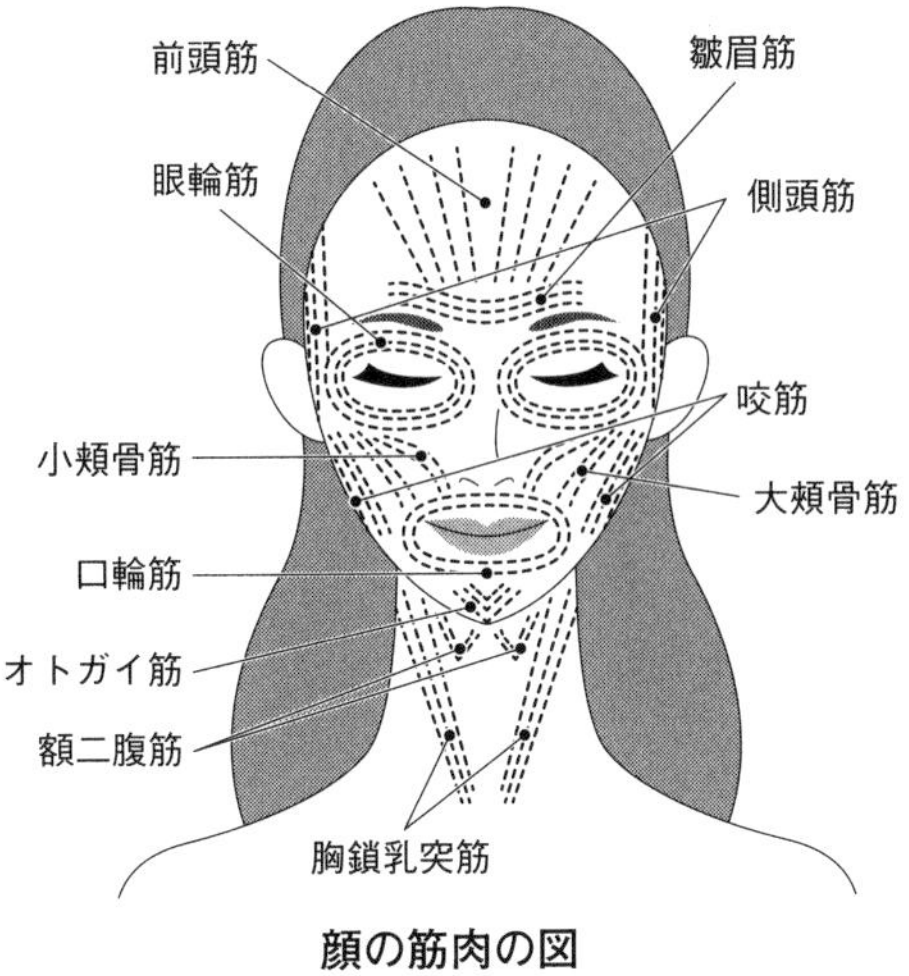

顔の筋肉の図

なぞるように、２秒くらいかけて右回りにゆっくり舌を10回ほど、回していきます。

② 次に左回りにゆっくり10回ほど回します。

③ 頬の内側に舌を転がしましょう。右回りに10回ずつゆっくりと回していきます。このとき、ところどころで、舌先をとがらせて頬を押すようにしましょう。

④ 同じように左回りで10回、行いましょう。

実際にやってみると、かなりお口周りが疲れることでしょう。10回ほどと書きましたが回数はいいかげんで大丈夫。

疲れるくらいやることで効果が得られるので、一日何回でも、お好きなだけ行ってください。

顔の筋肉が効果的に鍛えられるので、すぐに効果を感じることができます。

このお顔の体操は、アルツハイマーの予防にもなるので、お年寄りにもおすすめだそうです。普段の食事のときに大きめに顔を動かして食べるのも効果的です。顔の歪み、アゴの関節を整えることにもつながります。

・筋膜リリース

顔のゆがみを改善するのにもう一つ「筋膜リリース」という有効な方法があります。

筋膜とは、筋肉や骨格などの全身のさまざまな組織を包み込み、お互いを結び付けている網目のような組織をいいます。

筋膜はストレスや偏った生活習慣にさらされると、変形したり固くなったり、ねじれて萎縮したりする性質を持っています。

ここ数年、この筋膜に着目した研究が飛躍的に進んできました。

筋膜リリースとは、こうした筋膜の萎縮や癒着を引きはがしたり、引き離したり（＝リリースする）、こすったりすることで正常な状態に戻すことをいい、日本語では「筋膜は

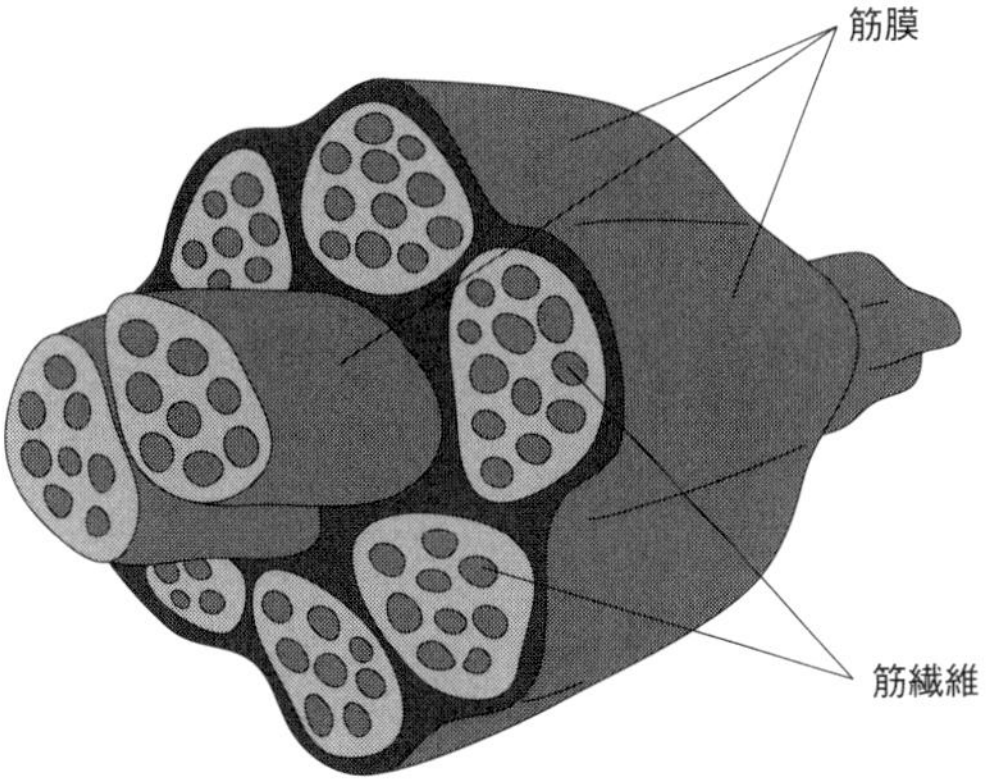

筋肉の断面図

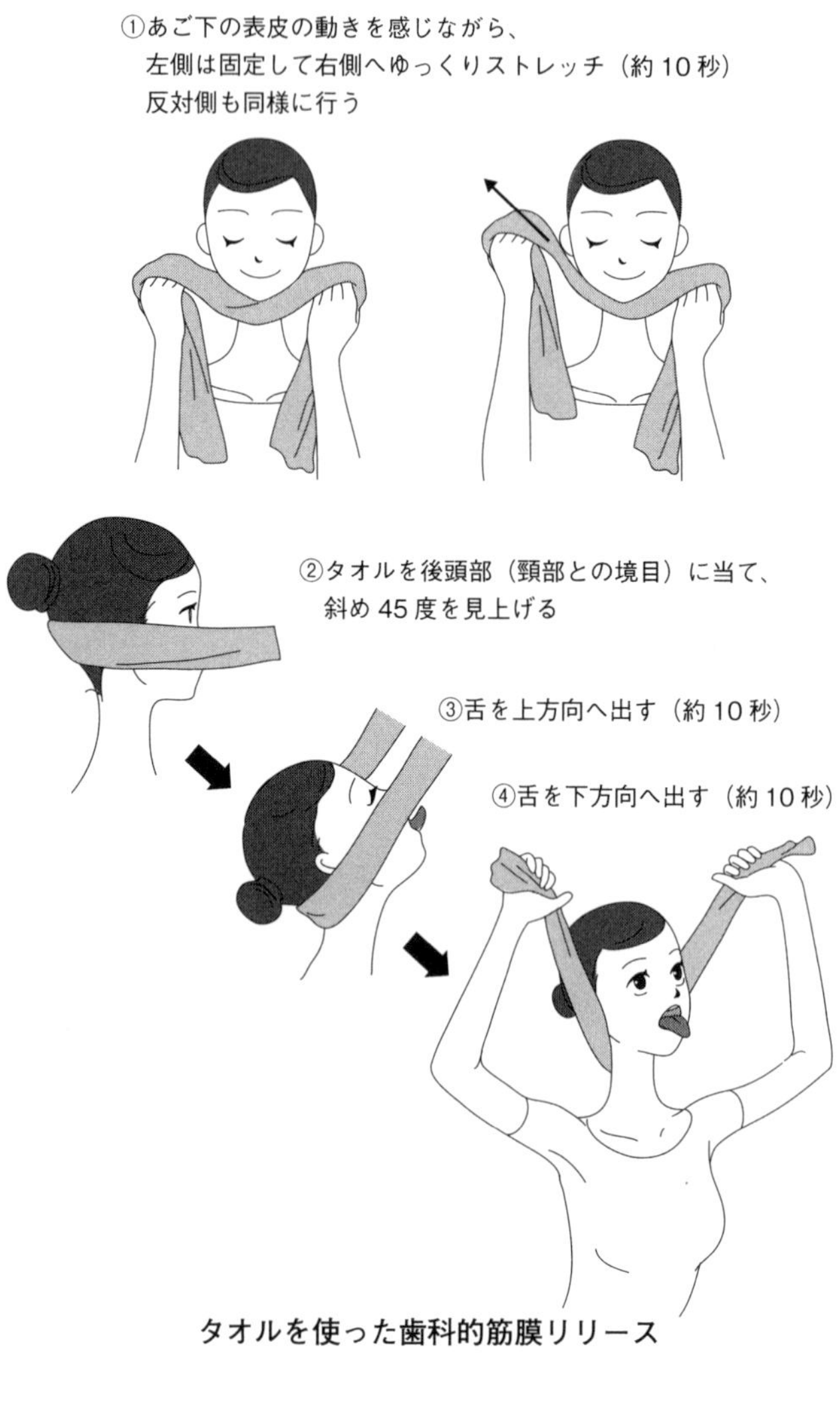
①あご下の表皮の動きを感じながら、
左側は固定して右側へゆっくりストレッチ（約10秒）
反対側も同様に行う
②タオルを後頭部（頸部との境目）に当て、
斜め45度を見上げる
③舌を上方向へ出す（約10秒）
④舌を下方向へ出す（約10秒）

タオルを使った歯科的筋膜リリース

がし」と翻訳されることが多いようです。

筋膜が身体の構造にとって重要な役割を担っていることに最初に着目したのは、アメリカの生物学者アイダ・ロルフ博士です。

筋膜が長い間、偏った状態になると、ゆがみが固定化されて身体に不調を引き起こし、それが痛みや筋肉の緊張などの原因になります。

これを元の状態に戻すのが筋膜リリースです。

筋膜リリースはストレッチとは違います。ストレッチは縮こまった筋膜を縦方向に引き伸ばすのに作用するだけですが、筋膜リリースは広い面に圧迫を加えて押し伸ばすため、横や斜めなどさまざまな方向に複雑に張り巡らされている筋膜の、しこりやねじれにも作用します。最近の研究では、皮膚に残るしわや溝は、筋膜が動かないことによって、より深くなっていくことがわかってきました。

この筋膜リリースは、歯科分野でお顔のゆがみやあごのバランスの改善に応用されます。

お顔の筋膜をくせやこりから解放し、お顔の約20種類の筋肉が本来持つ、しなやかな動きを取り戻すことによって、表情筋がきめ細かく動くようになり、アンチエイジング効果につながります。

●睡眠

夕食が遅いので、必然的に何もかも遅くなり、お風呂に入るのが11時を回ったころ。眠りに就くのは1時過ぎになってしまいます。

本当は夜11時くらいに寝る生活にしたいのですが、今の生活状況では難しいですね。ごくたまに11時過ぎにお布団に入ることもあるのですが、かえって目が冴えてしまい、やり残した仕事が気になって起き出したりして、いつもより寝るのが遅くなる始末です。

起床時刻は7時30分なので、睡眠時間は6〜6時間半といったところでしょうか。眠りが深いので、私にはこれで十分です。睡眠不足になりますと肌代謝（ターンオーバー）が乱れるので、古い角質が残ったまま肌の表面が固くなり、シワやくすみの原因になります。健康な肌は約28日周期で新しい肌に生まれ変わるのですが、この周期が遅れてしまうからなのです。

睡眠の質はかなりいいほうだと思っているのですが、これには理由があります。

一つはメラトニンという、睡眠をつかさどるホルモンを補充するサプリメントを飲んでいること。

もう一つは、寝具を自分に合ったものにしていることです。

年齢を重ねるにつれて眠りが浅くなってお困りの方は多いと思います。それはメラトニンが不足してくることによるものです。

メラトニンはサプリメントで摂るのがベストです。脳の「松果体」という器官から分泌されるホルモンの一種で睡眠促進ホルモンと言われています。個人輸入はなかなか難しくなりましたが、深い眠りは成長ホルモンを分泌させてくれます。個人輸入はなかなかむずかしくなりましたが、朝にＤＨＥＡのサプリを摂り、夜はメラトニンのサプリを摂るようにしています。

私は夜寝る前に飲むようにしています。

寝具の選び方も重要です。マットレスは、何年か前に腰を傷めたときに低反発素材で作られたものを使い始めました。腰が沈みこむこともなく、硬すぎもせず、とても気持ちよく眠れます。そして何といっても大事なものが「マウスピース」です。歯ぎしりや食いしばりから歯を守ってくれます。マウスピースの内側に虫歯予防のフッ素や歯周病予防のジェルを入れることによって、歯質が強くなり歯周病菌もおさえられます。

このときはハードタイプのマウスピースを使いますが、ファスティング用、ストレッチ用のクッション性のあるマウスピースを使うこともあります。

枕は自分の身体に合ったものを選んでいます。

朝の起きがけの体調チェックも欠かしません。これはみなさんにもぜひおすすめしたいと思います。

毎朝、お布団の中で身体のストレッチをしたり、口の開け閉めをしたりしていると、その日によって感覚が違うことに気がつくようになっていきます。

昨日と今日では「ちょっと違うな」という、その感覚を大切にしていただきたいのです。自分の身体に敏感になるというのでしょうか。
それが自分自身を大事にすることにつながっていきます。

●ストレス解消法

日々生活していると、否応なくストレスがたまってきますよね。「ストレスがあるから人間なのだ」と自分を納得させているのです。人として生きていく以上、誰もストレスから免れることはできません。とはいえ、ストレスは万病の元です。また、エイジングにも影響を及ぼします。精神的にも肉体的にもよくないので、上手に解消したいものです。

みなさまはどんな方法でストレスを解消していますか?

私の場合、一番のストレス解消法はお料理です。これを言うと「信じられない！毎日のお料理が一番のストレスなのに！」と驚かれることが多いのですが、自宅の最寄り駅に降り立って、その日の食材を求めてスーパーに立ち寄るところから、私のリラックスタイムが始まるのです。

「今日はどんな旬のお野菜がお安くなっているかしら?」と食材を見て回るのが楽しくてたまりません。

お買い物を終えて家に着いたら、まず着替えをして、おもむろにキッチンに向かって野菜の下ごしらえを始めます。

そして「明日のお弁当、どうしようかな?」と考えながら、何品かお料理を作っていきます。

きっと、目の前のことに夢中になるのが、ストレス解消につながっているのでしょう。

昔はスキーやダイビングなどのスポーツが大好きで、それでストレスを発散していました。

スキーをしているとき、頭に浮かぶのは「目の前にあるこのコブをどうやって乗り越えようか?」とか、「どうしたら滑っている姿がかっこよく見えるかしら?」ということだけです。

ダイビングのときは、自分の目の前を泳ぐ魚や波の様子にばかり注意がいき、他のことは何も考えなくなります。

そんなふうに「今、この時」に夢中になれる時間を持つことが、心と身体をリラックスさせてくれるのだと思います。

自分のクリニックを持つようになってからは、スキーやダイビングのようなケガのリスクのあるスポーツはできなくなりました。

今の私にとって最大の気分転換は旅行です。

外国の医学研修に参加していたここ数年、2か月に1回は海外に行っていました。今年でその研修が終わるので、これからは長期のお休みに限って海外旅行に行くことになると思います。

その他にちょっと時間ができると気軽に国内旅行にも出かけます。

チーズが好きということは、食事のところでもお話ししましたが、好きが高じてチーズプロフェッショナルとフランスチーズ鑑評騎士という資格まで取ってしまいました。

今では、これらの資格関係の方々とお会いする機会が多くなっています。

同業者の方々だけでなく、趣味を同じくする方々とのお付き合いも大切にしたいと思っているのです。

日々仕事をしていると、いろいろなことが起こります。

頭を悩ませる事態に遭遇することもありますが、そんなときに趣味の世界のイベントに参加したり、同業者以外のお友達に会ったりすると、気持ちを上手に切り替えることができるのです。

本当にありがたいことだなあと思っています。


仕事に追われる日々の中でも、楽しみを見つけてストレス解消ができているのは、私に心から尊敬できる人生の先輩が何人もいて、「あんなふうに年齢を重ねたい」と思えるからなのかも知れません。

その人生の先輩方の一人に、義理の母（主人の母）がいます。

もう80歳を超えていますが、本当にパワフルで素敵な女性なのです。

75歳まではつらつと仕事に励み、引退した今も知識欲旺盛で、驚くほどたくさんの本を読んでいます。

旅行が大好きで、旅から帰ったときには、もう次の旅行先が決まっているくらい。義母のようにいつまでも好奇心に満ちて、キラキラした女性になるにはどうすればいいのだろう？　と考えた結果が、今の私の考え方のベースになっています。

やはりいくつになってもアクティブでいることが、若々しさを保つ上で一番大切なことなのではないでしょうか。

みなさまにも目標とするような方がいらっしゃることでしょう。ご自分のライフスタイルを、その方のライフスタイルに近づけるようにしてみるといいかも知れません。

●ナノミストでリフレッシュ

趣味の仲間や旅行など、日常を忘れてリラックスすることも大切ですが、いつもいつもというわけにはいきませんね。

気分的に行き詰まることが私たちの生活にはたくさんあると思います。

そんなとき、ちょっとした気分転換に利用しているのが、当院で取り扱っているナノミストです。

普通のミストとは異なっているのは、目や鼻などの粘膜にも安心して使用でき、お口の中にもスプレーできる点です。

酸素水の粒子を細かくしたものなので安全性が高く、お顔周りにシュッとスプレーするだけで、リフレッシュすることができます。

滝と同じようなマイナスイオン効果があるので、一瞬にして五官が喜ぶのを感じることができます。

乾燥しがちなお肌に潤いを与える効果もあります。

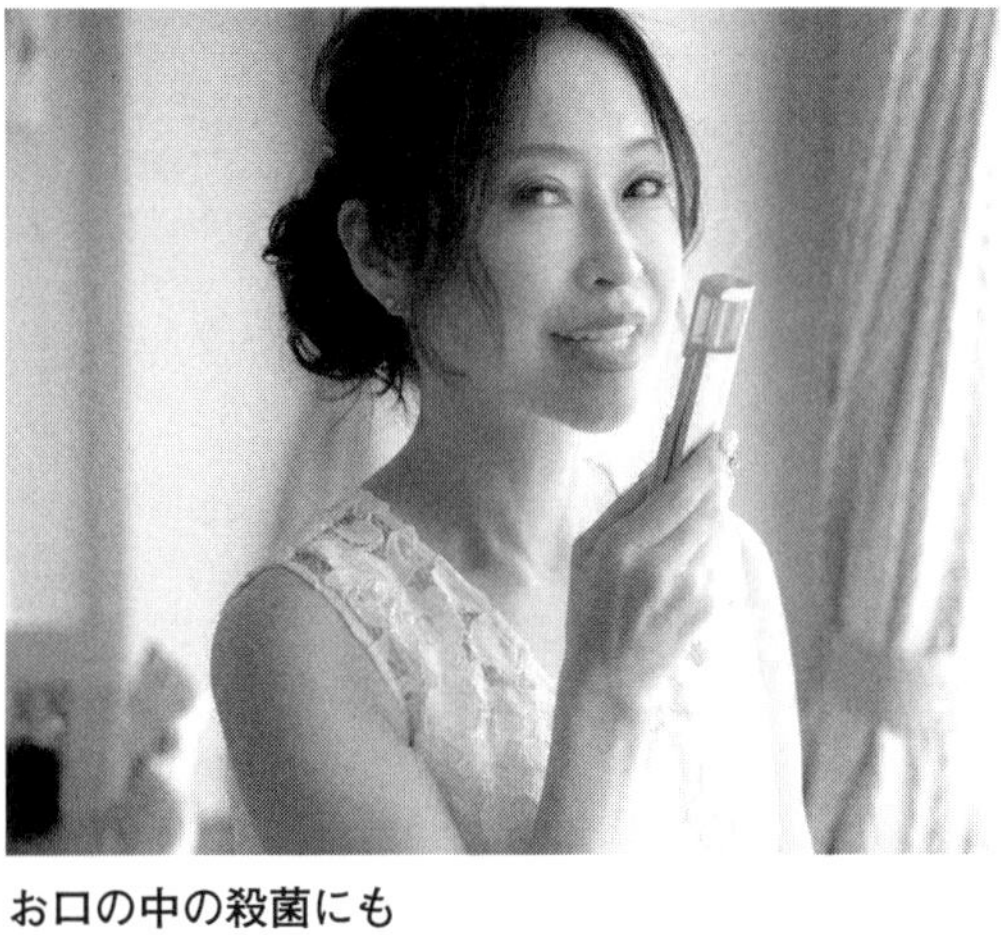

お口の中の殺菌にも

●歯のケア

・歯みがきとマウスウォッシュ

必要かつ十分な栄養が摂れるかどうか、正しい姿勢を保ってしなやかで質のいい筋肉を維持できるかどうかは、お口の中がどんな状態になっているかが関わってきます。虫歯や歯周病のない健やかなお口を保つために、日々のケアに気をつけるようにしてくださいね。

歯みがきは食後30分が経過してからにしましょう。

食べてすぐは、歯のエナメル質が酸でやわらかくなっています。そんな時に歯ブラシでごしごしみがいてしまったら、エナメル質が傷ついて溶けてしまうのです。食後、30分ほどたつと、唾液のリン酸カルシウムによって溶けたエナメル質が再石灰化して、回復してきます。

だから歯をみがくとしたら、その状態になるのを待ってからにしてください。

歯みがきができないときは、マウスウォッシュでお口の中をきれいにするといいでしょう。

ただ、市販されているマウスウォッシュはアルコールが入っているものがほとんどです。アルコールは口腔粘膜を刺激しますので、できればアルコールフリーのものを使うようにしてください。

当院ではアルコールフリーで、口臭を抑えるだけでなく、お口の中の保湿と歯周病対策もできるマウススプレー「デュクールブラン」を扱っています。同じラインナップでマウスジェルはホワイトニング、歯周病、知覚過敏、ムシ歯予防、口臭予防、抗炎病作用、保湿、ひきしめなどの効果があ

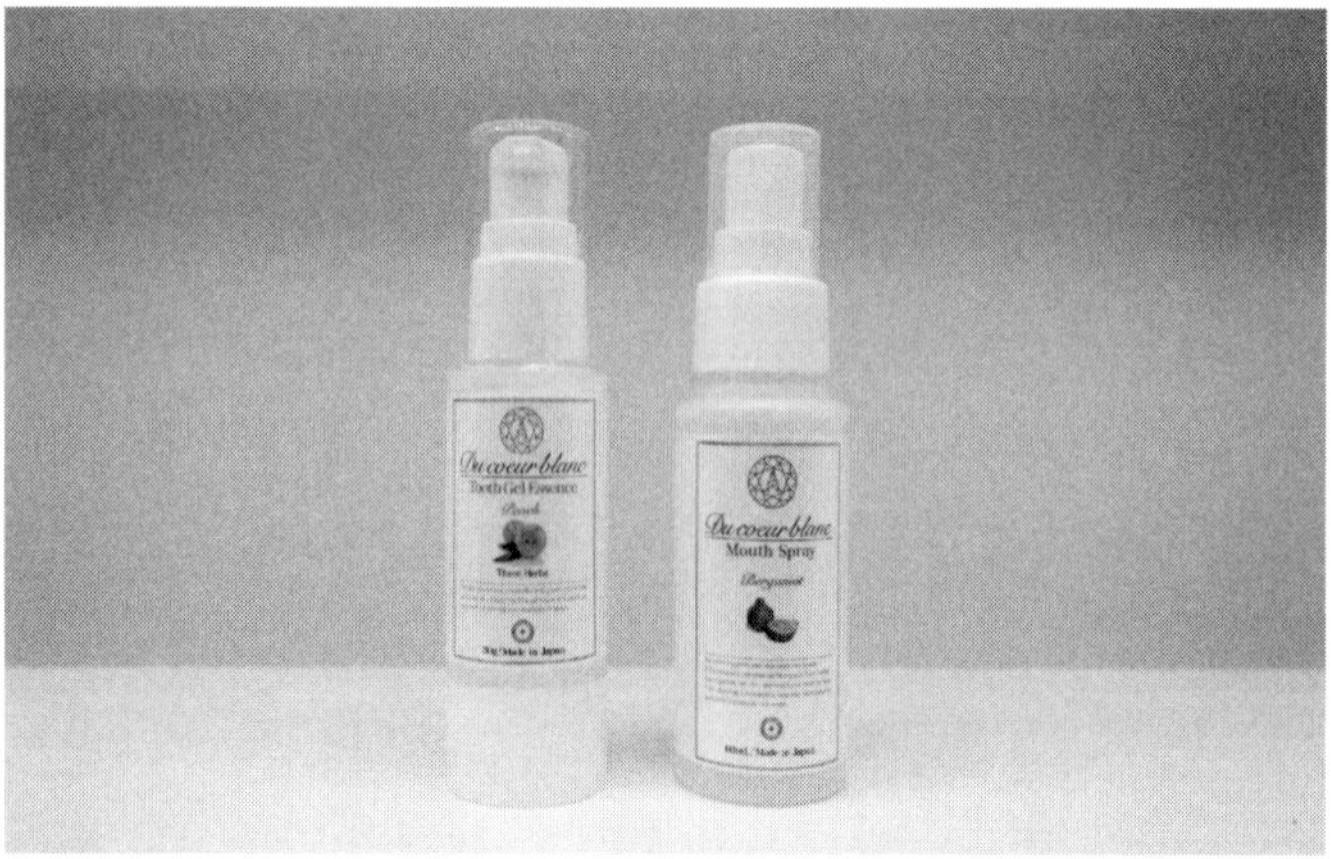

マウスジェル、マウススプレー「デュクールブラン」

ります。

オールマイティーな内容となっておりますのでご興味がありましたら、ぜひ使ってみてください。

●定期的なケア

毎食後にしっかりと歯みがきをしていても、取り切れない汚れが残って、歯に歯石がついていきます。

歯石がついて3か月ほどたつと大がかりなケアが必要になるので、当院では2か月に1回のクリニックでの定期的なケアをおすすめしています。

虫歯のチェックというよりも、ご自分でみがききれなかったところをクリニックで磨き、その他のオプションとして美容的なケアも受けていただくイメージです。

歯科のケアは美容院と同じと考えていただくといいでしょう。

美容院でカットをしたりヘアカラーをしたりする周期は、だいたい2か月に1回ですよね。それと同じように、2か月に1回、みがき残したところをみがいてお口の中をきれいにしましょう、というご提案です。

患者様のお口の中の状態によって、虫歯予防になるようなフッ素を塗ったり、歯周病予防のお薬を歯周ポケットに入れたりします。

さらにお口の周りのマッサージや歯茎のマッサージ、Part2でお話ししたような、リップのクリーニング、LEDマスク、ヒアルロン酸の注入や点滴など、ご要望に合わせてさまざまなメニューをご提供しています。

「2か月に1回、エステに行くつもりでここに通っているの。今度は何をしようかしらって、とても楽しみなの」と言ってくださる患者様もいらっしゃいます。

私自身が新しい治療法や美容法にとても敏感で、いいと思ったものはすぐに取り入れるようにしているので、新たなメニューが追加されることも多いのです。

また、これから大事になってくるのは「歯科ドック」です。

一般的な歯科検診はお口のチェックと歯周ポケットのチェック、視診、触診にとどまります。これからは新しい機器を使って、唾液検診や口腔がん検診、遺伝子検査、酸化度、抗酸化力などを測定し、病気のリスクを知り、健康に役立てられます。歯周病傾向か、口臭があるかないか、粘膜に異常があるかないか、しっかりと書面にて結果が出ます。

口腔がんはごく初期のうちに見つけることができないと、完治しづらい難治性のがんとして知られています。

当院ではいち早く口腔がんの検査機器を導入しました。

みなさまの安心と健康のために、ぜひお役立ていただければと思います。

エピローグ

美しくなるためには、まずお口の中を整えることが必要……そのことに気がついたのは今から10年前のことです。お口の中の状態がどれだけ皮膚のハリツヤ、顔貌に影響しているのか、50代になってはじめてお顔の悩みを体験したからです。

なぜここにシワができるのだろう？　と思ったとき、ふと「お口の中に原因があるのでは？」と閃いたのです。

その閃きに導かれるように、自然に美容歯科の道に歩み出していました。

ただ、残念なことに、お肌、容貌、体形の美を構成する3要素を整える役割を果たすのは、美容皮膚科や美容外科と考えていらっしゃる方が多いようです。

内側から深く「外面美」に関わる歯科の存在が忘れられているのは、私としてはとても残念なことです。

美の中枢はお口の中にあるということを一人でも多くの方に知っていただきたいと

思い、この本の出版を思い立ちました。

これらの歯科的美容法は、いろいろなセミナーで学んで私なりに簡単な方法にアレンジしています。

これからの歯科医師に求められるのは、お口の中の治療をすることだけではないと私は思っています。

お口の中からトータルで考える力があるかどうかが求められています。

歯科医師は患者様のお口の中からアプローチして、お顔の歪みをはじめとしたさまざまな悩みを解決することができる、唯一の職業です。

お顔の悩みが解決できれば、ご自分に自信を持つことができ、人生が変わっていくことでしょう。

それができるのは歯科医師でしかできない施術を活かしているからです。

私はその特権を生かして、これからもどんどん患者さまに喜んでいただける施術を取り入れていこうと思っています。

美容外科や美容皮膚科にかけつける前に、ぜひお口の中を見てみてはいかがでしょうか。

オープンイノベーションという言葉をご存じでしょうか？

今、書店やお洋服のお店、コインランドリーなどに、おしゃれなカフェが続々とできています。

そのように異業種とコラボレーションをするなど、既存とは異なったやり方をする（イノベーションする）のがオープンイノベーションです。

これからは歯科も、さまざまな業種とコラボレーションしていくようになるのではないでしょうか。

私のクリニックでも、早い時期からまつ毛エクステや点滴療法、ネイルなどを積極的に取り入れ、患者様方に喜ばれています。

歯科といえば、かつては「行きたくない場所ナンバー1」でした。

しかしこれからは、「きれいになりに行く場所」「行くのが楽しい場所」を目指さなければなりません。エステやトレーニングジムに行く感覚です。

これからも新感覚美容歯科のさきがけとして、時代の先端を走っていきたいと思っています。「本当のキレイ」を手に入れるため「トゥースバランス」という意識を持ってください。きっと美への新たな発見に出会うはずです。

酒井暁美

Before

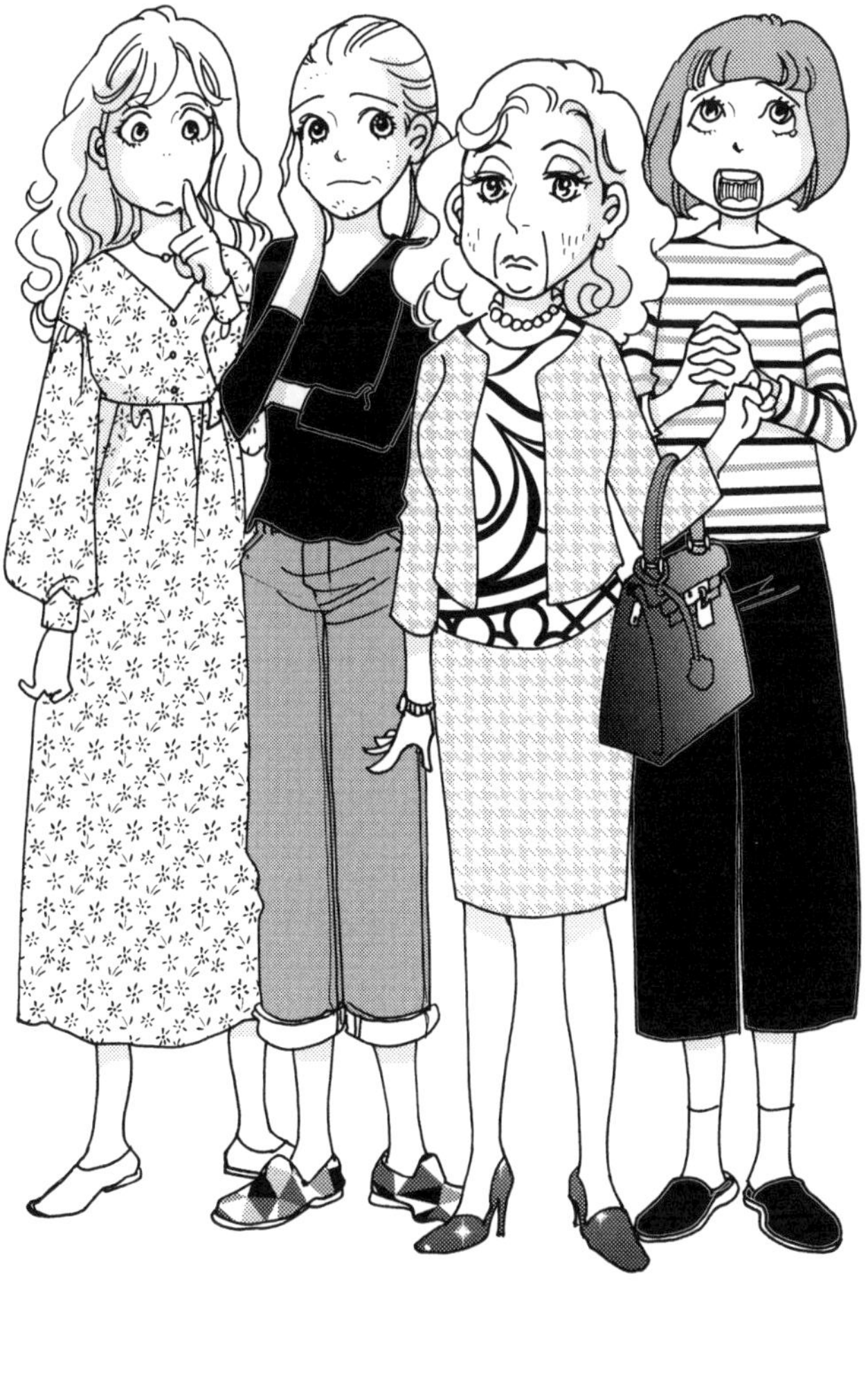

After

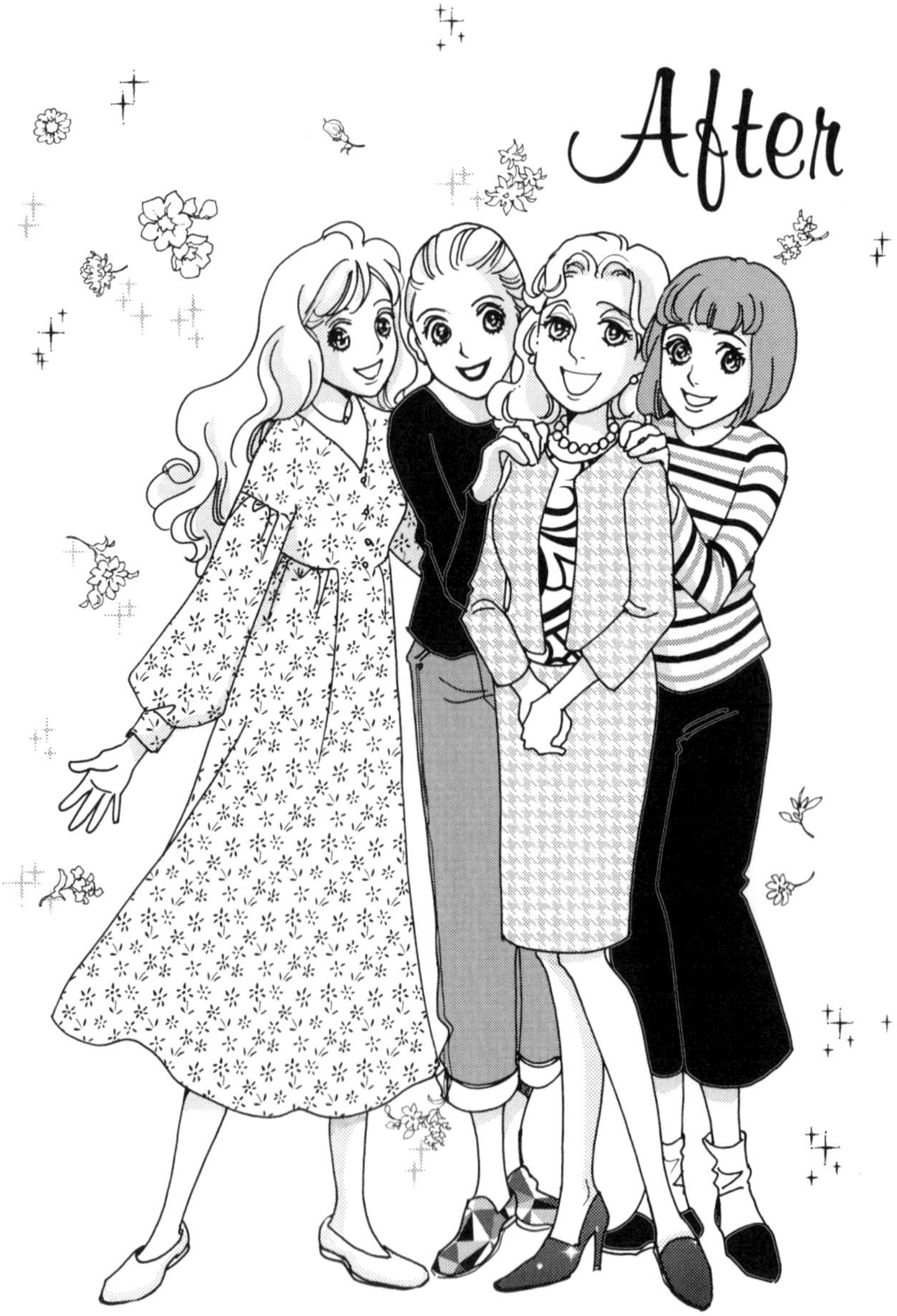

著者紹介

酒井暁美（さかい あけみ）

略歴
平成 2 年　岩手医科大学　歯学部　卒業
平成 2 年　岩手医科大学　第二保存科（歯周病学講座）入局
平成 6 年迄　専攻生
平成 7 年～　都内　広尾、目黒の歯科クリニックに勤務　副院長を経験
平成 17 年　アミーズ歯科クリニック開設
平成 21 年　米国ペンシルバニア大学歯学部歯周病科研修留学
平成 22 年　医療法人社団美優会アミーズ歯科クリニック設立　理事長就任
平成 23 年　南カリフォルニア大学ジャパンプログラム修了
平成 24 年　コロンビア大学 1 期生インプラントコース修了
　　　　　　国際インプラント学会　認定医取得
平成 25 年　アンチエイジング歯科学会　認定医取得（平成 30 年より理事）
平成 28 年　ハーバード大学歯学部卒後研修コース修了
フランスチーズ鑑評騎士（フランスチーズ鑑評騎士の会）
チーズプロフェッショナル（CRA 協会）
ワインエキスパート（J.S.A）

美容歯科医《びようしかい》がこっそり教《おし》える
ほんとうのきれいをつくる方法《ほうほう》

2019年3月18日　第1刷発行
2024年9月27日　第2刷発行

著　者　酒井暁美
発行人　久保田貴幸

発行元　株式会社 幻冬舎メディアコンサルティング
〒151-0051　東京都渋谷区千駄ヶ谷4-9-7
電話　03-5411-6440（編集）

発売元　株式会社 幻冬舎
〒151-0051　東京都渋谷区千駄ヶ谷4-9-7
電話　03-5411-6222（営業）

印刷・製本　シナジーコミュニケーションズ株式会社
装　丁　松山千尋

検印廃止

ISBN 978-4-344-91858-0 C0077
幻冬舎メディアコンサルティングHP
https://www.gentosha-mc.com/